母親のメンタルヘルス サポートハンドブック

気づいて・つないで・支える
多職種地域連携

立花良之 著

医歯薬出版株式会社

This book is originally published in Japanese
under the title of :

HAHAOYA-NO MENTARUHERUSU SAPŌTOHANDOBUKKU
(Developing networks of mother and child health service practitioners :
A handbook for supporting mothers with mental health problems)

TACHIBANA, Yoshiyuki
  National Center for Child Health and Development
  Shinshu University

© 2016 1st ed.

ISHIYAKU PUBLISHERS, INC.
  7-10, Honkomagome 1 chome, Bunkyo-ku,
  Tokyo 113-8612, Japan

はじめに

　周産期は、産後うつ病をはじめとして、メンタルヘルスの不調をきたしやすい時期です。この時期のメンタルヘルス不調は、母親のみならず子どもの養育など、家族の問題にもつながります。母子保健関係者は、母親のメンタルヘルス不調に早く気づき、対応していく必要があります。メンタルヘルス不調の母親には、周産期の管理で産科医や助産師、乳児健診やワクチン接種で小児科医、保健相談で保健師、治療で精神科医というように多職種がかかわります。しかし、どのようなスタンスでこころの問題をもつ母親にかかわるかはそれぞれの職種によって異なり、対応もまちまちです。使う専門用語も異なりますし、また、多くの場合、他機関の専門職とかかわる機会が少ないのが現状です。

　メンタルヘルス不調の母親にどのように「気づく」のか、どこに「つないで」いけばよいのか、そして、どのように「支える」のか、道筋がないところに問題があります。本書では、「気づく」「つなぐ」「支える」の3つの視点から、こころの問題をもつ母親の支援について解説していきたいと思います。

　本書の執筆にあたっては、精神科を専門としていない母子保健関係者を対象として、母子保健領域におけるメンタルヘルスの問題をできるだけわかりやすく解説するように努めました。精神科の専門的な内容についてくわしくお知りになりたい方は、成書をご参照いただければと思います。

　本書では、メンタルヘルス不調の母親やその子ども・家族への支援の例が書かれていますが、本書で述べられているような対応が当てはまらない場合ももちろんあります。個々のケースへの対応については、それぞれの臨床場面での専門的な判断が最も重要と考えられます。周産期のメンタルヘルスにかかわる母子保健関係者が、実際の母親やその家族の支援を考える際の手引きとして活用していただけますと幸いです。

　本書が、周産期・育児期にこころの問題をもつ母親とその子どもへの支援に役立つことを願っています。

2016年10月
国立成育医療研究センター
こころの診療部　乳幼児メンタルヘルス診療科
立花良之

目次

第1章 気づく ... 1

- ◇「気になる」から「気づく」ことへの大切さ ... 2
- ◇「気づく」ために知っておきたいこころの問題の基礎知識 ... 2
  産後うつ病／マタニティーブルーズ／産褥精神病／パニック障害／全般性不安障害／強迫性障害／統合失調症／躁うつ病（双極性障害）／摂食障害／妊娠中の物質乱用1-アルコール乱用・依存／妊娠中の物質乱用2-妊娠中の喫煙

1. 産科医療機関で「気づく」
  - 1) 妊娠中にこころの不調をきたしやすいリスク因子 ... 10
  - 2) 産後にこころの不調をきたしやすいリスク因子 ... 10
  - 3) リスク因子の考察 ... 11
  - 4) 産科でできるスクリーニング ... 14
  - 5) 産科での「気づき」のためのアウトリーチ的視点 ... 16

2. 精神科医療機関で「気づく」 ... 17
  - 産科での「気づき」のためのアウトリーチ的視点 ... 18

3. 小児科医療機関で「気づく」 ... 18
  - 1) 小児科だからできること ... 18
  - 2) 小児科で注意すべき母親の2つの精神状態 ... 18
  - 3) 小児科でできるスクリーニング ... 19
  - 4) 小児科での「気づき」のためのアウトリーチ的視点 ... 21

4. 保健師が「気づく」 ... 21
  - 1) 保健師だからできること ... 21
  - 2) "3つの質問票"を使った支援 ... 22
  - 3) 妊娠期から始まる切れ目のない支援のために ... 23
  - 4) 保健師がもつべきアウトリーチ的視点 ... 23

第2章 つなぐ ... 25

- ◇「つなぐ」ために知っておきたい基礎知識 ... 26
  - 1)「つなぐ」うえで重要なこと ... 26
  - 2)「つなぐ」ことが難しいケースをどのように「つなぐ」か ... 26
  - 3) 誰がつなげばいいのか ... 29
  - 4) 紹介対象者への説明と同意 ... 29
  - 5) 母と子を中心とした支援のための多機関連携のプロセス ... 30

1. 産科医療機関から「つなぐ」 ... 33
  - 1) 特定妊婦をはじめとしたハイリスク者への対応 ... 33

- 2）産科対応のプロセス ─── 34
- 3）慢性的な自殺の危険性がある場合 ─── 36
- 4）産科医療機関からつなぐメリット ─── 39
- 5）望まない妊娠についてのサポート ─── 39

2. 小児科医療機関から「つなぐ」
- 1）小児科専門クリニックの場合 ─── 40
- 2）内科・小児科を標榜しているクリニックの場合 ─── 40

3. 保健師から「つなぐ」 ─── 41
- 1）精神科医療機関と連携すべきとき ─── 41
- 2）希死念慮・自殺念慮の見立て ─── 42

4. 精神科医療機関から「つなぐ」 ─── 43

5. 養育不全・児童虐待の予防・対応のために「つなぐ」 (通告) ─── 44

第3章 支える ─── 47

◇「支える」前の"見立て"と本人のストーリーの理解 ─── 48

1. 産科医療機関で「支える」 ─── 52
- 1）産後の身体のケアはこころにも効く ─── 52
- 2）養育が困難な母親への対応 ─── 52
- 3）愛着がもてない母親への対応 ─── 53
- 4）その他の支援の必要な心理社会的リスク因子 ─── 54
- 5）育児に極端なこだわりがある場合 ─── 56
- 6）飛び込み分娩 ─── 57
- 7）若年者 ─── 57

2. 小児科医療機関で「支える」 ─── 58

3. 保健師が「支える」 ─── 58
- 1）訪問した母親に希死念慮・自殺念慮がある場合 ─── 58
- 2）赤ちゃんの泣き ─── 61
- 3）"3つの質問票"の活用 ─── 62
- 4）向精神薬を内服している母親への対応 ─── 63
- 5）支援を希望しないハイリスクの母親への対応 ─── 63
- 6）発達障害のある母親への対応 ─── 64

4. 精神科医療機関で「支える」 ─── 64
- 1）治療の選択 ─── 64
- 2）妊娠・授乳中の向精神薬の処方の考え方 ─── 65
- 3）環境調整 ─── 68

5. 地域で連携して「支える」 ─── 69

第4章 実際の対応事例 —— 71

- (症例1) 産後にうつ状態となった母親への支援 —— 73
- (症例2) 自閉スペクトラム症の特性のある母親への支援 —— 77
- (症例3) 統合失調症の妊婦への支援 —— 81
- (症例4) 産前から強迫症状があった母親への支援 —— 85
- (症例5) 精神発達遅滞のある母親への支援 —— 90
- (症例6) 乳児訪問で自殺念慮が強いことが明らかになった母親への支援 —— 97
- (症例7) 新生児健診で気づかれた産後うつ病の母親への支援 —— 103

第5章 メンタルヘルス不調の母親をサポートするための用語集 —— 105

特定妊婦／自立支援医療（精神通院医療）／子ども家族支援センター／児童相談所／産前・産後ホームヘルパー派遣事業／産前・産後サポート事業／短期入所生活援助（ショートステイ）事業／夜間養護等（トワイライトステイ）事業／ファミリー・サポート・センター事業／保育施設　一時保育、緊急一時保育、病児・病後児保育事業／利用者支援事業（母子保健型）／訪問助産／児童相談所／乳児院／医療保護入院／措置入院／乳児家庭全戸訪問事業（こんにちは赤ちゃん事業）／要保護児童対策地域協議会（子どもを守る地域ネットワーク）／ハイリスク妊娠・分娩管理加算、ハイリスク妊産婦共同管理料（Ⅰ・Ⅱ）／精神科医連携加算

第6章 有益なスクリーニングツール —— 115

- 二質問法（うつのスクリーニング）—— 116
- GAD-2（Generalized Anxiety Disorder-2）（全般性不安障害のスクリーニング）—— 117
- PHQ-9（Patient Health Questionnaire-9）（うつのスクリーニング）—— 118
- エジンバラ産後うつ病質問票（Edinburgh Postnatal Depression Scale；EPDS）（うつのスクリーニング）—— 120
- 赤ちゃんへの気持ち質問票（母子関係のスクリーニング）—— 122
- 育児支援チェックリスト（心理社会的問題・虐待リスクのスクリーニング）—— 123

索引 —— 127

第1章

気づく

「気になる」から「気づく」ことへの大切さ
「気づく」ために知っておきたいこころの問題の基礎知識

1. 産科医療機関で「気づく」
2. 精神科医療機関で「気づく」
3. 小児科医療機関で「気づく」
4. 保健師が「気づく」

第1章 気づく

「気になる」から「気づく」ことへの大切さ

「このお母さん、なんとなく気になる」という直感は、メンタルヘルス不調の母親のサポートを始める重要なきっかけになります。メンタルヘルス不調の母親をサポートするには、何が「気になる」のかを言語化して、チーム内・多職種と連携していかなければなりません。「気づく」ために、何が問題なのかを、同僚や他の機関の人がわかるように表現することで、連携がしやすくなります。

また、忙しい臨床の現場では、深く話を聞いている暇がないという現実があります。また、母子保健関係者の経験や感度により、「どこまで気づけるか」には個人差があります。このような個人差があると、本当に支援を必要としているハイリスクの人が見過ごされかねません。

また、ハイリスクの人の情報をチームで共有して、皆で対応を考えていく体制がないと、1人で「気になったり」「気づいていたり」しても、その後どうしてよいのかわからず、そのままになってしまいがちです。

そうならないためにも、系統的なスクリーニング、チーム内での対応、その後の連携の仕組みといった一連の流れをつくることが必要となります。

まず本章では、そのような「気づく」うえでの大切なことを述べ、次の章からは、どのように「つなぐ」のか、「支える」のかについて述べていきます。

「気づく」ために知っておきたいこころの問題の基礎知識

メンタルヘルス不調の母親を支援するためには、こころの問題にどんなものがあるのかを知っておく必要があります。はじめに、妊娠中や産後、乳幼児期の子どもをもつ母親に起こりうるこころの問題について述べます。

❶ 産後うつ病

Point 産後に気分が沈み、日常の生活でそれまで楽しいと思えていたことが楽しいと思えなくなったり、物事に対する興味がなくなったりしてしまうことが続くときにこの病気を疑います。

産後うつ病は、出産後にうつ病を発症するものであり、産後1～2週から数カ月

以内が好発時期です。症状自体は基本的にうつ病と同じで、気分が沈み、日常の生活でそれまで楽しいと思えていたことが楽しいと思えなくなったり、物事に対する興味がなくなったりすることが1日中あり、また一定期間（目安としてはだいたい2週間以上）続きます。

　食欲が下がったり、逆に過食になったりすることもあります。不安や焦りの気持ちでいてもたってもいられなくなることや、無価値観や罪責感を生じることもあります。脳機能の低下が起こり、思考力や集中力が低下したり、物事の段取りを立てることや決めることが困難になったりすることが多くあります。家事は物事の段取りを立てて効率よく動くことが必要ですので、うつ状態になると家事が困難になることが多くあります。

　産後うつ病の頻度は非常に多く、出産した女性の十数パーセントが発症するとされています。

　国際的な精神疾患の診断基準である、精神疾患の診断・統計マニュアルDSM-5[1]では、抑うつ障害群に「周産期発症」が加わっています。「周産期発症」は、気分症状が妊娠中または出産後4週以内に始まっている場合に適用することができます。産後にうつ状態の人の約50％は、産前からその症状が始まっていることがわかっています[2,3]。

② マタニティーブルーズ

Point 産後にイライラしたり、気持ちが落ち込んだりします。多くは産後3日から10日頃までに軽快します。

　マタニティーブルーズは、産後のホルモンバランスの急激な変化などが原因で起こるもので、多くの産褥婦が経験します。涙もろくなったり、イライラしたり、気持ちが落ち込んだりします。多くは産後3日から10日くらいまでのうちに軽快します。症状が長期間続く場合は産後うつ病を疑います。

　産後直後にマタニティーブルーズの症状がある人は、産後うつ病にもなりやすいとの報告が多くあります。

　マタニティーブルーズの産褥婦さんにもっとも接するのは、産科医と助産師でしょう。また、新生児を診察する小児科医や看護師もこのような母親に接することも多いかと思います。マタニティーブルーズの症状があった場合は、その後のこころの問題を起こしやすいハイリスクの人と考えるべきです。

③ 産褥精神病

> **Point** 精神病状態を呈する病気です。本人や家族（とくに子ども）の生命の危険もあるため、症状の兆候がある際は早期に気づき、適切に対応する必要があります。

　産褥精神病の頻度は1,000人に1～2人で、周産期の精神障害のなかでは比較的珍しい病気です。多くは出産後数日から数週以内に発症します。症状としては、幻聴、被害妄想、まとまりのない会話などです。本人自身に病識のないこともありますので、精神症状の訴えがなくても上記のような症状があれば、産褥精神病を疑う必要があります。産褥精神病の症状がある場合は、自殺企図や母子心中、嬰児殺などのリスクがありますので、必ず精神科治療に結びつける必要があります。抗精神病薬による薬物療法を行うと、短期間で精神症状は改善することが多いです。精神科病棟への入院治療が必要になることもあります。

　一度産褥精神病の既往があると、次の出産でも産褥精神病を再発することが多いので、あらかじめ精神疾患の既往を聴取しておくことが重要です。

④ パニック障害

> **Point** パニック発作が頻発する状態がある程度の期間続き、またパニックが起こるのではないかという予期不安のため日常生活に支障をきたす病気です。

　パニック発作が頻発する状態が少なくとも1カ月間続き、またパニック発作が起こるのではないかという不安（これを予期不安といいます）のために行動が制限されるなど、日常生活に支障をきたします。たとえば、人ごみでパニック発作が起こるのではないかという不安があると、電車やバスに乗れなくなることがあります。過呼吸などのパニック発作は、パニック障害だけでなく、うつ病・統合失調症などさまざまな精神疾患で生じます。パニック発作＝パニック障害ではありません。

【精神科での治療】

　認知行動療法、薬物療法（SSRIという抗うつ剤、発作に対してはベンゾジアゼピン系の安定剤）などが有効です。

⑤ 全般性不安障害

> **Point** 過剰な不安と心配（起こるのではないか予期すること）で日常生活に支障をきたす疾患です。

過剰な不安や心配で、落ち着きがなくなったり、緊張したりし、疲れやすくなったりします。また、集中力を維持できなくなること、イライラしやすくなることがあります。さらには、身体が緊張でこわばることもあります。神経が昂ぶり、睡眠障害を起こすこともあります。そのような過剰な不安と心配が長期間（DSM-5では、少なくとも６カ月間となっています[4,5]）続き、日常生活に支障をきたすようになります。

❻ 強迫性障害

Point 強迫観念や強迫行為で日常生活に支障をきたすような状態で、育児や家族の生活に支障をきたすことがあります。

　強迫観念または強迫行為により日常生活に支障をきたしているような状態です。
　強迫観念とは、反復的・持続的な思考や衝動または心像であり、侵入的で不適切なものとして体験されるものです。
　強迫行為とは、反復行動（例：手を洗う、順番に並べる、確認する）または心のなかの行為（例：祈る、数を数える、声を出さずに言葉を繰り返す）であり、その人は強迫観念に反応して、または厳密に適用しなくてはならない規則に従って、それを行うよう駆り立てられていると感じてしまうことがあります。
　出産後、不潔恐怖などの強迫症状があると、本人が精神的苦痛を感じるのみならず、育児に支障をきたすことがあります。また、夫などの家族も本人の強迫観念・強迫行為に巻き込まれて日常生活に著しい制限を受けるなど、大きな影響をこうむることがあります。

❼ 統合失調症

Point 幻聴や妄想などの症状を呈する慢性的な精神疾患で、基本的に抗精神病薬による薬物療法が必要です。周産期には、自分で治療を中断してしまう人がいるため、精神科での治療を受けているか、治療薬を内服できているかについて注意が必要です。

　幻聴、妄想などの症状を呈する、慢性的な精神疾患です。幻聴ではなく、たとえば「キーン」という耳鳴りや、プールで耳に水が入ったような感じなど、耳の症状を訴える人もいます。約100人に1人の罹病率で、精神疾患のなかでは非常に高い

罹病率です。基本的に抗精神病薬による薬物療法が必要です。育児に支障をきたすことがありえますが、必ず支障をきたすわけではありません。思春期以後10代で発症することが多い病気です。外見からは精神病症状があることがわからないことも多く、問診で精神疾患の既往があれば、さらに聞いてみることでわかることがあります。無治療で経過している人もいるため、問診で精神科既往がないからといって統合失調症の可能性がないわけではありません。

　母子保健領域において「気づく」という意味では、問診で精神疾患の既往と内服している向精神薬を確認することが大切です。妊娠中から、日常生活面や行動面で心配な点があるようでしたら、本人の了解のもと、早期に保健師に介入してもらったほうがよいでしょう。ただし、すべての統合失調症の母親が養育困難をきたすわけではないので、母子保健関係者自身が統合失調症の患者に対して偏見をもたないようにすることも重要です。

　また、妊娠経過中に精神科での治療を継続して受けているか、服薬コンプライアンスにも注意していくことが望ましいです。「おなかの赤ちゃんに良くないから」との思い込みなどから、自己判断で精神科通院を中断したり、抗精神病薬の内服を中断したりしてしまう人がいます。後の章でも述べるように、向精神薬内服についてのリスクとベネフィットを考えたうえで、必要であればためらわず抗精神病薬の内服を継続することをすすめることが必要です。妊娠を機に薬物療法を自己中断して精神症状が悪化してしまうことがあります。薬物療法が減量や中止になっている場合は、精神科の主治医と相談して決めているか確認する必要があります（自己中断しているようであれば、まずは精神科主治医に相談するようにすすめるとよいでしょう）。授乳中も、児への影響のために、抗精神病薬の内服を中断して病勢が増悪する場合があります。妊娠中や授乳中の抗精神病薬の内服の考え方については、p66を参照してください。

8 躁うつ病（双極性障害）

> **Point** 躁状態とうつ状態の２つの状態の時期を呈する精神疾患です。産後に精神的不調をきたすリスクがあります。

　うつ状態に加え、躁状態の時期もあるような病態です。うつと躁が両方一時期に混在することもあります。躁状態のときは、ハイテンションで万能感に満ち溢れたり、多弁で考えがまとまらなくなったり、ちょっとしたことで激しくイライラして怒りが爆発したりすることもあります。重症例では躁状態のときに幻覚妄想状態になることもあります。躁状態では、本人はいつもより活動的になり「調子が良い」

と感じて、病的な状態に気づかないこともあります。

　躁うつ病の既往があると、出産後に躁状態になるリスクや産後にうつ状態になるリスクが高くなります。また、産後に躁状態になった既往があると、次の出産後も躁状態になる可能性が高くなります。

　治療として、薬物療法や認知行動療法などがあります。ある程度の症状があれば、薬物療法が必要になることが多いです。

9 摂食障害

> **Point** 体重増加や肥満になることに対する強い恐怖のため、過食や拒食をはじめとした行動上の問題を起こす疾患です。

　神経性無食欲症（拒食症）、神経性大食症（過食症）などからなります。摂食障害の人は潜在的に多く、精神科・心療内科で治療を受けている人は摂食障害を有している人の一部にすぎません。一方で、食事摂取の問題から、周産期では妊娠中から電解質異常や妊娠糖尿病など、さまざまな身体的問題をきたすことがあります。

　神経性やせ症（神経性無食欲症）の場合、非常に低い体重であるにもかかわらず、体重増加または肥満になることに対する強い恐怖があり、体重が増えないようにするための行動上の問題があります。たとえば、自己誘発性嘔吐、または下剤や利尿薬を使ったり、浣腸を乱用したりします。

　神経性過食症（神経性大食症）の場合、一般の人が食べるよりもはるかに多い量の食物を食べ、食べることを抑制できない感覚（例：食べるのをやめることができない、食べるものの種類や量を抑制できないという感覚）があります。大量に食べた後、体重の増加を防ぐために不適切な行動（自己誘発性嘔吐、緩下剤、利尿薬、絶食、過剰な運動など）をします。DSM-5は、過食と不適切な代償行動がともに平均して3カ月間にわたって少なくとも週1回は起こっている場合にこの疾患を疑うとしています。

　まずは、問診で精神疾患の既往を確認することから始めるとよいでしょう。摂食障害の症状があっても精神科での治療を受けていない人が多く、また、本人自身も症状を否定していたり、自己認識に乏しかったりすることがあります。実際の身体症状や問診の際の様子から、産科医療機関で摂食障害に気づかれることもあります。

　妊娠中は子どものために食事摂取を何とかコントロールしていて症状が比較的落ち着いているような人でも、出産後育児困難をきたすことが多くあります。

　妊娠中、極端なるい痩で管理入院になった場合、急激に電解質バランスが補正さ

れてRefeeding症候群を起こすおそれがあるので注意が必要です。

　本人に病識や治療意欲がない場合や、症状を否認している場合も多くあります。摂食障害の重篤例では母体や胎児が生命の危機に瀕する場合もありますので、妊娠中に重篤な栄養障害を起こし、母体や胎児の安全を守る必要がある場合は、可能なかぎり本人や家族を説得し、身体管理を図っていく必要があります。

10　妊娠中の物質乱用1　－アルコール乱用・依存

Point アルコール乱用とは、不適切な飲酒をすることで、アルコール依存症とは、乱用を繰り返すなかで自分で飲酒をやめられなくなり、日常生活に支障をきたしている状態です。

　妊娠中・授乳中のアルコール摂取は、アルコール乱用と考えることもできます。アルコールは胎児の中枢神経系や発育に極めて深刻な悪影響を及ぼします。アルコール依存症の妊産褥婦は、妊娠中・授乳中の飲酒が良くないとわかっていてもやめられません。産科医療機関での問診で、妊婦が飲酒していると回答した場合は、現在の飲酒状況を具体的に聞くとよいでしょう。アルコール依存または薬物依存が過去にある場合、現在もアルコールや薬物乱用をしているかどうかを聞きます。基本的に、このような嗜癖の問題がある場合、本人の申告は信憑性に欠けることが多いので注意が必要です。アルコール乱用についても、本人は1日焼酎1～2杯と答えていても、実は、焼酎の瓶を1日でほとんど空けるくらい飲んでいるということもありえます。また、どのようなアルコールを飲んでいるかが手掛かりになることもあります。金銭的に裕福でない人がアルコール依存になった場合は、安価で酔いを得られるようなアルコール飲料（安い焼酎・ウイスキー・発泡酒など）を飲んでいる場合が多いです。

　アルコール依存が疑われた場合は、本人の申告から問題の深刻さを判断すべきではありません。たとえば、下記のようなスクリーニング法（CAGE法）があります。

① 飲む量を減らさなくてはならないと思ったことがあるか（Cut down＝減らす）
② 他の人から飲酒を非難され、それが気に障ったことがあるか（Annoyed by criticism＝非難が気に障る）
③ 自分のお酒の飲み方に罪悪感を感じたことがあるか（Guilty feeling＝罪悪感を感じる）
④ 迎え酒をして、神経を静めたり、二日酔いを治そうとしたりしたことがあるか（Eye-opener＝目覚めの1杯）

　もし2つ以上の項目に「ある」「あるようだ」と答えた場合、アルコール依存症の

疑いが高いといえます。アルコール依存症は非常に難しい病気で、専門的な治療を必要とします。現在か過去に嗜癖の問題がある場合は、「特定妊婦」として保健師と連携をもつなど早期に支援を開始したほうがよいと考えられます。嗜癖の問題は本人だけなく、家族を巻き込むことが多々あります。また、家族が本人の嗜癖に伴う問題を処理してしまうことで本人の嗜癖を悪化させ、かつ、家族が本人から依存されることに依存してしまう「共依存」という関係に陥っていることもあります。嗜癖の治療においては、家族が本人の嗜癖にどのように対応するかを知ってもらう必要もあり、自治体や医療機関などで家族教室を行っているところもあります。嗜癖の問題は、精神科でも専門治療機関でないと対応が困難な場合が多くあります。

　嗜癖行動をやめるためには本人の治療意欲が極めて重要です。本人にやめようという意思がないかぎり、どんな良い治療環境に置かれていても嗜癖から抜け出すことは困難です。妊婦のアルコール依存症は、胎児性アルコール症候群につながります。胎児性アルコール症候群のリスクが考えられた場合は、保健師・精神科医療機関と連携をとりながら、母子を守るための対応を講じることが必要です。

⑪ 妊娠中の物質乱用2　―妊娠中の喫煙

> **Point** 妊娠中の喫煙も広い意味では物質乱用と考えられますが、依存症の状態になっていればやめるのは非常に困難です。そのような人は、母子保健関係者がサポートすべき他の心理社会的問題をもっている可能性があります。

　妊娠中に喫煙すると、流早産、胎児異常、低出生体重児などの原因になることがわかっています。また、出産後も母親が喫煙していれば母乳にニコチンが移行しますし、児の隣で母親が喫煙していれば児の受動喫煙の害が深刻です。しかし、ニコチン依存になってしまっていると、喫煙をやめたくてもなかなかやめられるものではありません。

　嗜癖の問題をもつ母親は、他にもさまざまな心理社会的問題をもちやすく、また、家族の問題をもちやすいため、関係者の気づきの感度閾値を高くしてかかわることが必要と考えられます。

1 産科医療機関で「気づく」

1) 妊娠中にこころの不調をきたしやすいリスク因子

産後うつ病になる人の約半数は、妊娠中からうつ状態であることがわかっています[2,3]。妊娠中から、メンタルヘルスの不調に気づいていくことが重要です。妊娠中のうつ病のリスク因子として、下記のような因子が重要であることがわかっています。

- 妊娠中の不安
- ソーシャルサポートの不足
- 精神疾患の既往
- 精神的に大きな負荷のかかるライフイベント
- 家庭内での孤立
- 家庭内暴力
- 望まない妊娠
- 精神科の家族歴

このなかでも、とくに、ソーシャルサポートの不足、精神疾患の既往、精神的に大きな負荷のかかるライフイベントがとりわけ重要であることがわかっています[7]。

2) 産後にこころの不調をきたしやすいリスク因子

産後にこころの問題をきたしやすい妊娠中・産後のハイリスク要因として、重要なものが3つあります。

- ソーシャルサポートの不足
- 精神疾患の既往
- 精神的に大きな負荷のかかるライフイベント

前述したように、近年、産後にうつ状態となる人の約半数がすでに妊娠中からうつ状態があることがわかっています。他には、初産婦は授乳などで不眠が続き心身ともに疲弊していることなどもリスク因子となりえます。これらのことを妊娠中の早い段階で把握しておくことが重要です。

3) リスク因子の考察

(1) ソーシャルサポートの不足

パートナーや実父母などによる母子のサポートが望めない場合は要注意です。パートナーとの関係が悪かったり、家庭内暴力（DV）を受けていたりすることも、こころの問題のリスク因子となります（DVを受けている場合は、保健師に連絡し、場合によっては婦人相談所などへの相談も必要です）。経済的な困窮があったり、若年妊娠で子どもを育てていくための心理社会的基盤がなかったりする場合もハイリスクとなります。

また、海外の研究では、家事の手伝いがないことがリスク因子になっていますが、日本女性では、夫の家事手伝いよりも、パートナーとの関係が悪いなどの理由により家庭内で孤独感を感じていることがリスク因子であることがわかっています[6]。

(2) 精神疾患の既往

病名・向精神薬の内服の有無、いつからいつまで治療を受けていたか、入院歴の有無、自殺企図歴を聴取します。精神疾患については、社会一般に偏見が存在するため、本人が申告することをためらう場合があります。聴取時に精神疾患の既往なしとなっていても、実は既往があったということが後からわかることもありますし、最後まで話されないこともありえます。また、聴取するスタッフ自身が精神疾患に偏見をもっていると、それを本人が感じとってしまうかもしれません。偏見をもたないようにするには、まず精神疾患を理解することが必要でしょう。スタッフ自身の精神疾患に対する印象（たとえば「よくわからないもの」「こわいもの」「どうやって接すればよいかわからなくて不安」など）が解決されていくことで、自然と精神疾患をもつ母親に対して、適切なかかわりができていくことと思います。

なかでも、双極性障害、統合失調症、産褥精神病の既往にはとくに注意が必要です。双極性障害や産褥精神病を以前の出産の際に経験している妊婦は、今回の出産の際にも産褥精神病をきたすリスクが高まるため、海外のガイドラインでは妊娠中に確認することが推奨されています[7,8]。本人の精神疾患既往に加え、双極性障害、統合失調症、産褥精神病の家族歴がある場合はさらに注意が必要です。このような妊婦は「特定妊婦」として、本人の了承のもと、早期から地域保健師と連携してサポートしていったほうがよいと考えられます。

①過去に治療歴があり、現在治療を受けていない場合

統合失調症、躁うつ病などは、治療の必要性があるにもかかわらず、本人の自己判断で中断になっている場合があります。「うつ」と本人が思っていても、実は統合失調症の診断のもとで治療を受けていることもあります。精神症状の悪化を予防するため、再度、精

神科を受診することをすすめるとよいでしょう。また、ある程度重い精神疾患の既往がある場合は、本人の了承のもと保健師に連絡をするとよいでしょう。

②現在も精神科治療を受けている場合

次のことについて情報を収集します．

- どこの病院に通院しているか、向精神薬の内服の有無、現在の病状
- 現在の精神症状により日常生活にどの程度支障が出ているか、現在の精神症状が続いた場合、出産後の育児にどの程度支障をきたしそうか

日常生活に支障をきたしていたり、将来、育児に支障をきたしそうであれば、本人の了承のもと、保健師に連絡をするとよいでしょう。

また、知的障害がある場合は、精神科通院はしていないことが多いですが、妊娠中および産後のメンタルヘルスの不調や育児の問題のハイリスクになります。初診時の問診でのやり取りのなかでの疎通性の悪さ（医療スタッフの説明の理解を含め）や、問診票の記載内容（日本語文法の不備、字の不備）などから、知的障害がある場合はある程度推察できます。

(3)精神科の家族歴の聴取

「あなたのご家族や血のつながった親戚で心療内科か精神科などにかかった方はいらっしゃいますか」と質問し、「ある」と答えた場合は、具体的な病名を聞きます。はっきりとしないことも多いです。また、「かかってはいたけれど、何の病気だったのかはよくわからない」ということが多々あります。幻覚妄想や、長期入院をしているエピソードがある場合、統合失調症の可能性があります。

また、うつ病、躁うつ病、統合失調症などの患者が血縁者にいる場合は、本人の精神的な不調のリスク因子として注意してフォローアップする必要があります。妊娠中に問題がなく経過しても、産後にさまざまな精神的な問題をきたすことがあるので注意が必要です。

躁うつ病や産褥精神病の家族歴がある場合は、本人の了承のもと地域保健師と情報を共有し、周産期に気分の変調がないかに留意し、もし変調があった場合には速やかに精神科での治療につなげることが望まれます。

(4)精神的に大きな負荷のかかるライフイベント

人工妊娠中絶・流産歴・死産歴は、母親にとって大きな心的外傷体験となり、その後に精神的な不調をきたすことが多くあります。そのような体験で受ける精神的影響の大きさには個人差があります。また、親しい人（実母など）との死別体験をしている人も要注意です。1つだけのライフイベントであれば何とか大丈夫な人でも、複数の大きなストレスがかかると精神的に不調をきたすことがあります。

(5) 出産直後の情緒不安定

　出産直後はホルモンバランスが不安定で情緒が不安定になりやすく、また、産後に傷の痛みによって体調が悪かったり、授乳がうまくいかなかったり、また子どもの世話などもあり心身の疲弊がたまりやすい時期です。

　産後直後にマタニティーブルーズがある場合、多くの母親は3～10日くらいで改善しますが、一部の人は、産後うつ病を発症します。産後直後に情緒が不安定な場合は、産後うつ病になる可能性が高く、また、不安定でない人に比べて、産褥精神病などのリスクも高くなります。

(6) 育児・母乳に対する強いこだわり

　育児・母乳などに対するこだわりが著しく強く、本人自身の生活に支障をきたす母親もいます。このような人の一部には、発達障害や不安障害、強迫性障害などさまざまな精神疾患をもっていることがあります。児の身体的な不調で心配が高じていたり、マタニティーブルーズで一時的に不安が強まっていたりするだけのこともあります。このような母親のこだわりが強い場合は、産後母親が精神的不調をきたすことや、育児困難をきたすことがあります。メンタルヘルスや育児の問題がこじれていくのを防ぐためにも、施設で2週間後の健診や母乳教室などのケアをやっているようであれば、そのときに来てもらうように誘ってもよいでしょうし、1カ月健診のときに再度話を聞くとよいでしょう。それまで待てないような心配な状況であれば、保健師に連絡する必要があります。

　他に重要な因子として次のようなものもあります。

(7) 初産婦

　これまでに子育て経験のある母親であれば、赤ちゃんとの生活で何か大変なことがあっても対応の見通しをつけやすいですが、初産婦の場合にはすべてが初めてのことで、どのようにすればよいかわからなくて困ることがありえます。そのため、初産婦は経産婦に比べ心身の疲労をためやすいことがわかっています。とくに退院後に自宅に戻った産後2週間ぐらいがそのような精神的なストレスのピークで、徐々に赤ちゃんとの新しい生活に慣れていき、次ページの図のように、初産婦と経産婦のメンタルヘルス不調の割合も産後3カ月くらいにはほぼ同じになることがわかっています[9]。

(8) 赤ちゃんの泣きによる不眠

　赤ちゃんの睡眠リズムには個人差がありますが、総じて夜間の授乳などで産後の母親は睡眠不足になりがちです。睡眠不足は精神状態を悪化させる大きな要因になります。精神状態が悪く、睡眠も十分にとれていなくて心身ともに疲弊している状態であれば、睡眠の

確保のために何か工夫をしているか、他の人（夫や実母）にミルクや搾乳した母乳による授乳を手伝ってもらえるか、夜間休めなかった分だけ昼間赤ちゃんが眠っているときに休むようにしているかなどを確認して、現実的にどのようにすれば母親に休息をとってもらえるかを話し合うとよいでしょう。

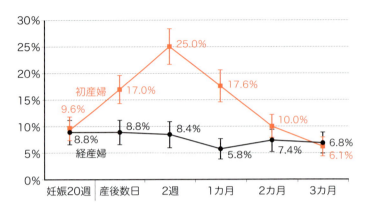

図1-1　産前・産後のメンタルヘルス不調の割合

4) 産科でできるスクリーニング

Point 産科で使えるスクリーニングツールには、次のようなものがあります。

- 妊娠中：「二質問法」。ハイリスクの妊婦には、「PHQ-9」または「EPDS」「GAD-2」、心理社会的リスクの確認
- 産後：「EPDS」。余裕があれば、「赤ちゃんへの気持ち質問票」「育児支援チェックリスト」

　※産後のメンタルヘルススクリーニングの実施時期は、出産後の入院中、2週間健診時、
　　1カ月健診時のいずれかがおすすめです．

（1）妊娠中のスクリーニング

　周産期のメンタルヘルスの問題は、こじれてから対応するより、リスクがある人に早くから支援を開始する予防的な視点が重要です。その意味で、妊娠期にスクリーニングすることが望ましいと考えられます。妊娠中のおもなスクリーニング対象疾患として、うつ病と不安障害があります。ただし、この2つ以外にも、前項「妊娠中にこころの不調をきたしやすいリスク因子」「産後にこころの不調をきたしやすいリスク因子」で述べた因子についても気をつけることが大切です。

　うつ病の見立てに有効なスクリーニングとして、「二質問法」（p116）[10,11]があります。

これは、うつ病の2大症状である興味喜びの消失と持続する抑うつ気分についてシンプルに聞くものです。欧米のプライマリケア医が成人のうつ病のスクリーニングに利用することが多く、うつ病のスクリーニングとして非常に高い精度をもつことが明らかになっています。2つの質問のうちで1つでも「はい」があれば、さらに、うつ病の質問紙である「PHQ-9」(Patient Health Questionnaire-9、p118)[12,13]を行うということもプライマリケア医の間で行われています。母子保健の領域では、PHQ-9のかわりに「EPDS」(Edinburgh Postnatal Depression Scale、エジンバラ産後うつ病質問票、p120)[14,15]を使ってもよいでしょう。また、簡便なもの（二質問法）ともう少し詳しいもの（PHQ-9またはEPDS）を併用する2段式のスクリーニングも有益と考えられます。

「二質問法」は非常に簡便にうつ病をスクリーニングでき、費用対効果も高いことが示されています[16]。一方、「EPDS」に用いると、単に「点数がカットオフ値以上か未満か」ということ以外に、妊産婦が精神面でどのようなことで困っているかを具体的に知る手がかりになります。「EPDS」には、妊産婦の抑うつ・不安に関する重要な要素が系統的に含まれていますが、母子保健の現場でそのような情報を面接などで聞き出すことはなかなか難しいでしょう。「EPDSを使ってうつ病かどうかを判断する」というよりも、「EPDSを使って本人の困っていることを知り、支援に役立てる」というスタンスが大切と考えられます。

「うつ病を発見する」ということに限れば、「二質問法」は「EPDS」よりも費用対効果に優れています。また、時間をかけて問診する余裕のない医療機関には有用なツールです。しかし、妊産婦が精神的に困っていることを聞き出しサポートに役立てるという意味で「EPDS」には大きな意義があります。現在、多くの自治体で妊娠期から母子保健コーディネーターなどの専門職が妊婦に面接をする取り組みが始まっています。問診に時間をかける余裕のある医療機関・自治体では、面接の際に「EPDS」を用いてメンタルヘルスをアセスメントし、支援に生かすことが非常に有益であると考えられます。また、一方で、メンタルヘルスのスクリーニングは、その結果で陽性となった人をフォローアップできる体制がある医療機関でなされるべきであるとされています[17]。実施施設のキャパシティをふまえて、どのようなスクリーニングを行うか（あるいは行わないか）を考えるとよいでしょう。

他には、英国国立医療技術評価機構（National Institute of Health and Clinical Excellence; NICE）では、全般性不安障害のスクリーニングが推奨されていて[16]、その簡易検査法として、「GAD-2」(Generalized Anxiety Disorder-2、p117) があります。

また、これらのツールとともに、各施設の問診票に心理社会的リスクも含めてスクリーニングを行うとよいと考えられます。

(2) 産後のスクリーニング

「EPDS」「赤ちゃんへの気持ち質問票」[18,19]「育児支援チェックリスト」[20]の"3つの質問票"が用いられます（p22参照）.「EPDS」を2週間健診、1カ月健診のいずれかで実施するとよいでしょう。その際に、余裕があれば「赤ちゃんへの気持ち質問票」と「育児支援チェックリスト」を実施します。これらは、保健師の全戸訪問でも多くの自治体で実施されていますが（自身の地域で実施されているか、地域の保健師に聞いてみるとよいでしょう）、保健師が訪問する機会の多くは産後2週間～4カ月であるため、産科でハイリスクの妊産婦を事前に把握し、地域の保健師につなぐことが重要と考えられます。

1回目のスクリーニングで陽性であれば、そのフォローアップとして、メンタルヘルスのスクリーニングを複数回行うことが有益です。それにより、精神状態が改善しているのか、悪化しているのかを知ることができ、また、どのような部分が悪化しているのか、今までと違ってどのようなことで困っているのかを把握することができます。

5) 産科での「気づき」のためのアウトリーチ的視点

気づきについては、妊娠のある時期の1回限りのスクリーニングのみでは不十分です。妊産婦にかかわっていくなかでいろいろなことが見えてくる場合があります。以下に、例をあげて説明します。

(1) 望まない妊娠

Point 望まない妊娠で悩んでいることがわかった場合は、それを聞いたスタッフはその気持ちを受け止め、本人が望めば傾聴したり、一緒に考えたりします。

望まない妊娠で悩んでいる妊婦は、妊娠を継続することへの葛藤、今後子どもを産んで育てていくことへの社会的・経済的な問題をもっていることがあります。また、子どもをどのように産み、育てていけばよいかわからず、パニックに陥っている場合もあります。妊娠継続を決めても、その後、気持ちが揺れ動く場合もあります。こころの問題はそのときそのときによって大きく揺れ動くでしょうから、そのような揺れ動く気持ちに寄り添い、そのときに本人がもっている問題を一緒に考えていくような対応が必要です。スクリーニング以外にも、何気ない声かけから、悩んでいる妊婦は心を開いてくることもあります。

(2) 受診が不定期

Point 妊娠健診の受診が不定期の妊婦、飛び込み分娩の妊婦は心理社会的リスクをもっている可能性を考え対応します。

妊婦健診の受診が不定期な場合、その背景に、経済面などの生活上の問題で安定した居場所がなかったり、本人の生活スタイルが不安定であったり、母体管理がしっかりとできていない場合があります。受診が不定期ということは、すでに胎児に対する安全管理に問題をきたしていることにもなりますので、出産後の養育にも問題をもつリスクがあります。このような場合、後に述べる特定妊婦として、自治体の保健師・子ども家庭支援センター・児童相談所などとの情報共有および連携したサポートが重要です。

（3）きょうだいの養育・家庭環境についての地域自治体との情報共有

> Point 特定妊婦の場合は要保護児童対策地域協議会などで、関係機関と情報共有していきます。

　気づくうえでは、自身が所属する機関の情報だけでなく、他の機関からの情報を積極的に集めていくことも場合によっては必要です。妊婦が特定妊婦となった場合、要保護児童対策地域協議会の個別ケース会議で地域の関係機関と情報共有するとよいでしょう。きょうだいがいる家庭であれば、上の子が要保護児童や要支援児童ではないか、以前の出産のときに特定妊婦として対応されていなかったかなどを、児童福祉の関連機関から情報収集しておくと、あらかじめさまざまな養育のリスクを把握でき、出産後の支援にも役立ちます。地域の児童福祉の関係機関は、すでにさまざまな情報をもっていることが多く、そのような情報を要保護児童対策地域協議会で共有して、支援に生かしていくことが有益です。

2 精神科医療機関で「気づく」
…養育・保護者機能の観点から

> Point メンタルヘルス不調の母親への精神科医療では、母親本人だけでなく養育の問題や家族全体の問題にも対応する必要があります。

　一般の成人の精神科医療と、母子保健領域においてメンタルヘルス不調の母親への精神科医療が異なるところとして、母親本人だけでなく母親のメンタルヘルス不調に伴う養育の問題や子どもを含めた家族全体の問題に注意を払わないといけないことがあげられます。母親本人のみならず、児やそのきょうだいの養育状況をアセスメントし、必要があれば支援を行っていかねばなりません。

精神科での「気づき」のためのアウトリーチ的視点

Point メンタルヘルス不調の母親に対する精神科医療では、保健師との連携が重要になります。

　診察室の中だけで得られる情報には限りがあります。また、母親自身がすべてを話してくれず、本人の話からは何も問題がないようであったとしても、実は家庭内で大きな問題が生じている場合もあります。夫や実母などの家族からの情報も可能であれば聴取したほうがよいでしょう。また、地域の精神保健や母子保健の担当保健師（地区担当制であれば精神保健・母子保健を両方担っています）が情報を把握していることがあります。もし、母親本人の話から地域の保健師の支援を受けていることがわかれば、その保健師と連絡をとってみるとよいでしょう。きょうだいがいる場合、要保護児童・要支援児童として、地域の要保護児童対策地域協議会の支援ケースになっていることもあります。そのような情報も地域保健師が把握していますので、地域の情報を積極的に把握していくことが有益です。

3 小児科医療機関で「気づく」

1）小児科医だからできること

Point 小児科医はメンタルヘルス不調の母親の対応のゲートキーパーとして重要です。

　小児科医は、母親に接する機会を多く有します。小児科医がメンタルヘルス不調の母親に対する早期発見・早期介入のゲートキーパーになることで、母親のメンタルヘルス不調の重症化を防いだり、児の養育不全を防いだりすることができます。

2）小児科で注意すべき母親の2つの精神状態

Point 小児科診療のなかで気づきうる母親の精神状態で重要なものは、うつ状態と幻覚妄想状態です。

　精神医学を専門としていなくても、小児科診療のなかで気づきうる母親の精神状態として重要なものに、うつ状態と幻覚妄想状態があります[21]。この2つは判断が比較的容易で、かつ、時として母子の安全保護にもかかわる重大な問題をきたす可能性があり、母子のケ

アに極めて重要です。

　子どものことについて問診したときに母親の表情が非常に暗く沈んでいた場合や、母親が子どもに接する表情や問診への答え方に違和感を覚えた場合は、母親のメンタルヘルス不調が背景にないかを疑ってみることが支援につながります。

　うつ状態についてくわしくは「産後うつ病」（p2）を参照してください。母親の言動が支離滅裂であったり、つじつまが合わなかったり、被害妄想に基づくまとまりのないものであったら、幻覚妄想状態（産後の「産褥精神病」（p4）や「統合失調症」（p5）、重症の「躁うつ病」（p6）などさまざまな精神疾患で起こります）を疑います。とくに産褥精神病は産後間もない時期に急激に発症し、母親の自殺企図や母子心中の原因にもなります。

　小児科医は精神医学の専門家ではないですから、産褥精神病と統合失調症を鑑別する必要はありません。このような状態はみられたら、まずは、現在、精神科にかかっているかどうか、保健師と相談しているかどうかを聞くとよいでしょう。保健師と相談をしていると答えた場合は、最後に保健師とコンタクトをとったのがいつかを確認します。もし、最後に保健師と連絡をとった時期がだいぶ前であれば、その後、精神病症状を呈して、保健師が現在の状態を把握していない可能性があります。

　うつ状態・幻覚妄想状態が重症化すると、最悪の場合、母親の自殺企図，子どもへの危害，母子心中などのリスクさえ生じます。うつ状態・幻覚妄想状態がみられた場合は、第2章でも述べますが、保健師と連絡をとって母子をサポートしていくとよいでしょう。

3）小児科でできるスクリーニング

Point **小児科で行える母親のメンタルヘルスのチェックとして、うつ状態についてはスクリーニング検査を使い、幻覚妄想状態については母親との会話や行動観察から判断するとよいでしょう。**

　小児科外来には、子どものワクチン接種、新生児健診、乳児健診などで、メンタルヘルスハイリスクの母親が多く訪れます。

　メンタルヘルス不調の母親がいたとしても、母親は自分の子どもの体調のことで小児科に相談に来ているのですから、小児科医は母親の精神面のことを話題にすることに抵抗を感じるかもしれません。しかし、健診の場面で、子どもの問診票に少し母親のメンタルヘルスの質問項目を入れることは、それほど違和感なく実施しやすく、また、有益であると考えられます。

　うつ状態については、次に述べるスクリーニング検査から判断し、幻覚妄想状態については、母親との会話と行動観察（支離滅裂であったり、つじつまが合わなかったり、被害妄想があるようなまとまりのない言動）から判断するとよいでしょう。

(1) スクリーニングのタイミング

Point 小児科の健診のなかで、子どもだけでなく母親のメンタルヘルスについて簡単なスクリーニングを行うことができます。

　新生児健診、3〜4カ月健診、6〜7カ月健診、9〜10カ月健診、1歳半健診で、子どもの発達の問診のなかに、母親のメンタルヘルスの質問項目を組み込むと、それほど違和感なくアセスメントできると考えられます。通常、新生児健診は1カ月に実施するものの、忙しい1カ月健診の場でゆっくり時間をかけて対応することは難しいことも多いかと思います。産後2週頃は育児不安が強まりやすい時期であり、産科では産後2週間で健診を行う施設が増えてきています。産科も併設されている総合病院であれば、ハイリスクの母親の情報を院内のカンファレンスなどであらかじめ情報共有しておいて、そのような母親の子どもには、生後2週間健診を実施し、比較的時間にゆとりのある外来枠で育児指導を行い、母親のメンタルヘルスについてチェックするのもよいと考えられます。

　小児科でも、産科と同様に下記のツールを用いてスクリーニングします。
- 二質問法[10,11]
- PHQ-9[12]
- EPDS[14,15]

　他に、母子関係や母親の心理社会的問題をスクリーニングしたい場合にも、産科と同様に下記のツールを用います。
- 赤ちゃんへの気持ち質問票[18,19]
- 育児支援チェックリスト[19]

(2) うつのスクリーニングの実施プラン

Point 小児科では、二質問法の結果が陽性であれば、さらに詳しいスクリーニングを行うか、母親の困っていることを聞く（3つ目の質問をする）のがよいでしょう。

　小児科で現実的に実施しやすい母親のメンタルヘルスのスクリーニングの例として、次の2つを紹介します。

①プラン1
「二質問法」の回答からうつ状態が疑われる。
⇒ 3つ目の質問（p22）をして、心身ともに疲れていないか、育児は大丈夫かを聞く。また、さらに「PHQ-9」または「EPDS」を試行し、メンタルヘルスをアセスメントする。

②プラン2
「二質問法」の回答からうつ状態が疑われる。
⇒（「3つ目の質問」をしながら）現在、育児などで心身の疲れがたまっていないか聞く。

4) 小児科での「気づき」のためのアウトリーチ的視点

Point 小児科で母子のことが気になった場合には、保健師へ連絡することが母子の支援において重要です。

　3〜4カ月健診や3歳児健診など自治体の健診において小児科医が診察で「気になった」母親に対しては、保健師から何か支援を受けていることがあれば、その保健師と連絡をとって地域での支援状況を確認し、必要があれば対応を相談するとよいでしょう。

　医療機関で行う産後1カ月、6〜7カ月、9〜10カ月、1歳6カ月児でも、母親のメンタルヘルス不調に気づいた場合には、小児科医が保健師に連絡をとったり、相談したりしてつなぐことが、母子の支援において非常に重要な意味をもちます。

4 保健師が「気づく」

　現在、厚生労働省は「妊娠・出産包括支援事業」を整備しています。平成27年度より、妊娠期から子育て期にわたるさまざまなニーズに対し、総合的な相談支援を提供するワンストップ拠点である「子育て世代包括支援センター」（母子保健上の名称は「母子健康包括支援センター」）を各地域に設置することを計画していて、おおむね平成32年度までに、地域の実情などをふまえながら整備していくことが目指されています。また、保健師や母子保健コーディネーターが、妊娠期から育児期まで切れ目のない支援を行うための取り組みを各自治体が始めています。このように、保健師が「妊娠期から子育て期までの切れ目のない支援」において果たす役割がますます大きくなっています。

1) 保健師だからできること

Point 保健師は、乳児家庭全戸訪問事業で全戸を訪問すること、さまざまな健診や子育て支援の場で母子と接する機会をもつことから、地域の母子保健・子育て支援のハブの役割を果たします。

　保健師は、乳児家庭全戸訪問事業（こんにちは赤ちゃん事業）で自宅を訪問しますし、乳幼児期に3〜4カ月健診、1歳前に行う離乳食講座、1歳半健診、3歳健診などさまざまな健診や子育て支援の場で母子と接する機会をもちます。

　また、一部の自治体では、妊娠届出時などに保健師が窓口で妊婦に面接するような取り

組みも始まっています。早い時期に母親の心理社会的な問題を把握することができれば、その後、育児期に至るまでの切れ目のない支援につなげていくことができます。

このように、日本の母子保健システムにおいて、保健師は母子にかかわる機会が非常に多いですから、地域の母子保健・子育て支援のハブとなり、「切れ目のない支援」のまさに中核を担うと考えられます。

2）"3つの質問票"を使った支援

Point "3つの質問票"を使うことで、母親の心理社会的リスク・精神状態・子どもへの愛着を系統的にアセスメントでき、支援計画の立案に役立てることができます。

現在、多くの自治体の保健師が「EPDS」「赤ちゃんへの気持ち質問票」「育児支援チェックリスト」からなる"3つの質問票"を実施しています（図1-2）。「EPDS」でお母さんのメンタルヘルス、「赤ちゃんへの気持ち質問票」（p122）で赤ちゃんへの気持ちや愛着、養育不全や児童虐待のリスク、「育児支援チェックリスト」（p123）で育児をするうえでのハイリスク要因をチェックできます。これらのスクリーニングを行うことで、メンタルヘルス不調の母親とその子どもの支援のためのリスクアセスメントが、保健師の経験にかかわらず、一定の水準で可能になります。また、スタッフ間同士、多職種・他機関同士で連携する際の共通のものさしになります。

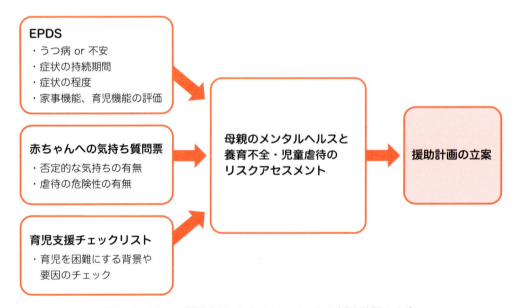

図1-2 "3つの質問表"によるアセスメントと援助計画の立案

3）妊娠期から始まる切れ目のない支援のために

　現在、多くの自治体で、母子保健コーディネーターが新設されています。そのコーディネーターを保健師が担う地域も多いかと思います。妊娠期から自治体としてかかわる場合、母子手帳交付時にすべての妊婦へ面接をスクリーニング的に実施する機会を設定することは、ハイリスク者への対応として有効であると考えられます。ハイリスクの母親に気づいた場合には、定期的な電話面接・訪問、場合によっては児童福祉担当部署や児童相談所、精神的な問題があって母親の治療が必要な場合には精神科医療機関と連携して対応していくことになります。

病院からの連絡

　医療と連携する際に重要なことが個人情報の扱いです。情報を共有するためには、本人の同意を書面または口頭で得る必要があります。口頭で同意を得た場合には、記録にそのことを記載します。本人の同意が得られない場合でも、児童虐待や養育不全のリスクがあれば、児童福祉法により要保護児童対策地域協議会のメンバーでの情報共有が可能です。

4）保健師がもつべきアウトリーチ的視点

Point **保健師の訪問では母子や家族のさまざまな情報を得ることができ、支援に役立てることができます。**

　アウトリーチは、母子保健領域において保健師の非常に大きな役割です。母親や家族が新生児訪問をどのように受け入れるか（拒否がないか、門前払いで家に入れてくれないことはないか、忙しいと断られることはないかなど）は、母子を支援するうえで重要な情報になります。

　また、紹介した"3つの質問票"以外にも、家庭の様子（家事の状況）、周囲のサポートの状況、児の体重の増え方、家庭での授乳の状況などからも、重要な情報を多く得られます。それらの情報をもとに支援プランを立て、継続的な訪問を重ねて母子やその家族を支援していけるのは保健師ならではの強みです。

> **COLUMN**
>
> **安易な精神障害のレッテル貼りではなく困っていることに対しての対応**
>
> 　メンタルヘルス不調の母親のアセスメントで、「この人は〇〇ではないか」「この人は△△だから」といった診断という入れ物に入れて理解しようとしてしまうと、その患者さんが本当に困っていることを見落としてしまう可能性があります。精神疾患の診断については、精神科医でなければ行う必要はありません。大切なのは、その人が何で困っているのか、その困っている背景にはどんなことがあるのかを総合的にアセスメントすることです。精神障害のレッテル貼りではなく、支援につながるようなアセスメントが大切です。

第2章
つなぐ

「つなぐ」ために知っておきたい基礎知識

1. 産科医療機関から「つなぐ」
2. 小児科医療機関から「つなぐ」
3. 保健師から「つなぐ」
4. 精神科医療機関から「つなぐ」
5. 養育不全・児童虐待の
   予防・対応のために「つなぐ」(「通告」)

第2章 つなぐ

「つなぐ」ために知っておきたい基礎知識

メンタルヘルス不調の母親を地域で多職種が連携してサポートするためには、各職種が連携における自分の役割と、他の職種の役割を認識することが重要です。

本章では、
- 産科医療機関（産科医・助産師）の役割モデルと連携
- 小児科医療機関（小児科医）の役割モデルと連携
- 保健師の役割モデルと連携
- 精神科医療機関（精神科医）の役割モデルと連携

に分けて、メンタルヘルス不調の母親に対する各職種にのぞまれる役割について述べますが、まずは「つなぐ」ために必要な基礎知識を説明します。

1）「つなぐ」うえで重要なこと

Point 支援しようとしている人の全体をとらえて支援を考えること、多職種連携のなかで他の機関や自分の機関の役割を理解したうえで、それぞれの職種の強みを生かした支援を考えることが、「つなぐ」うえで重要です。

「つなぐ」うえで重要なことは、いま支援しようとしている人の問題を全体的に見て、どのようなことで困っているか、自分たちの機関でできるかということだけでなく、どのようなサポートがありうるかを考え、他の機関との連携を検討します。

多職種連携では、他の機関の役割、連携のなかでの自分の機関の役割について理解しておくことが重要です。お互いがそのような理解をもつことで、それぞれの職種の強みを生かした連携が可能になります。

2）「つなぐ」ことが難しいケースをどのように「つなぐ」か

個人情報を他の関係機関と共有する際には、本人の同意を得ることが大前提です。本人が支援を希望しない場合、関係機関同士での情報共有についても同意が得られにくく、「つなぐ」ことも難しくなります。児童虐待予防の観点から、特定妊婦（妊婦が対象）や要保護児童・要支援児童（子どもが対象）に対しては、本人や家族の同意がなくても、要保護児童対策地域協議会において関係機関同士で支援を行うことが可能になります。児童虐待

のリスクがあれば、たとえ本人が当初は支援を拒否していたとしても、要保護児童対策地域協議会の個別ケース会議を開催し、関係機関と情報共有しどのように支援していけばよいかを話し合うのがよいでしょう。そのように支援体制を整えながら、本人のニーズにも寄り添っていくことで、支援の糸口が見えてくるかもしれません。本人が支援を希望しない場合でも、第三者から見て支援が必要なケースでは、本人がいろいろと困っていることがあるはずです。本人が困っていることの相談にのるような形で、支援のニーズを引き出していけるかもしれません。

（1）希死念慮・自殺念慮があるとき

Point 希死念慮・自殺念慮がある場合は、"TALKの原則"にもとづいた対応が望まれます。また、そのような気持ちがどれくらい強いか、自殺企図のリスクがどの程度逼迫しているかによって、対応の仕方が分かれます。

　希死念慮とは、病気や事故などで（直接自分が手を下さないけれども）自分が死んでしまいたいと思うことです。自殺念慮とは、つらくてしようがなくて死にたいと思ってしまうことです。

　希死念慮・自殺念慮がある場合、自殺予防の対応として次のような"TALKの原則"があります。

- **T**ell：言葉に出して心配していることを伝える。

　例）死にたくなるくらいつらいんですね。いまのあなたのことがとても心配です。

- **A**sk：「死にたい」という気持ちについて、率直に尋ねる。

　例）「どんなときに死にたいと思いますか」

　もし自殺することを具体的に考えているようであれば、

- **L**isten：死にたくなるほどつらい気持ちを傾聴する。

　希死念慮・自殺念慮が語られたとき、その考えや行動を良し悪しで判断したり、こちらの考えを一方的に説教したりするのではなく、そこまで追い込まれているつらい状況や気持ちを理解し共感することが必要です。そうすることで信頼関係が強まります。しっかりと傾聴するならば、自殺について話すことは危険ではなく、予防につながります。援助者は自殺のことを聴くことを躊躇せず、「自分たちがしっかりとサポートしていく」という姿勢を示すことが重要です。

- **K**eep safe：安全を確保する。

　自殺の危険が考えられたら、孤立させないようして寄り添い、また、周りの人から適切な援助を求めるようにします。母親の自殺予防においては、母親に対応するのみならず、子どもの安全（場合によっては保護）についても考えていく必要がある点が、一般の自殺予防と異なります。

妊産褥婦に希死念慮・自殺念慮がある場合、そのような気持ちがどの程度強いかをアセスメントする必要があります。その程度によって、大きく次の２つに分けて考えます。

①死にたい気持ちがあっても、自分で我慢できる自信がある

　慎重な経過観察をしながら、本人の「死にたくなるほどつらい気持ち」に寄り添い、その問題について一緒に考えたり、環境調整を行ったり、必要があれば専門機関に相談したりするとよいでしょう。精神科医療機関等の専門機関に相談したほうがよい１つの目安は、こころの不調で日常生活に支障をきたしているときです。また、「自分で我慢できる自信がある」状態でも、精神症状が悪化して「自分で我慢できない」状態になってしまうこともあります。具合が悪くなったときのSOSの出し方をあらかじめ相談しておくとよいでしょう。家族に注意して見守ってもらうこと、「自分で死にたい気持ちが我慢できなくなるようなとき」には必ず連絡をしてもらうことを約束し、連絡先を本人・家族と確認したほうがよいでしょう。また、家族には、本人の状態が悪くなったときには必ず連絡をもらうように約束するとよいでしょう。

　「死にたくなるような気持ち」は一過性のもので、治療を受けることや、しっかりと休養することで、必ず今より楽になるという見通しをもたせてあげることも大切です。

②死にたい気持ちを自分で我慢できる自信がない

　迅速な対応が必要です。このような場合、母親と子どもの両方を守る必要があります。

（母親の保護）

　閉鎖病棟の入院設備のある精神科医療機関を受診してもらうとよいでしょう。閉鎖病棟への入院の場合は医療保護入院になることが多いですが、医療保護入院には基本的に家族などの同意が必要になります。

（子どもの保護）

　母が入院できない場合、子どもは少なくとも別の場所に移したほうがよいと考えられます。本人・パートナーの実家で子どもを預かってもらえる場合はそのようにし、それが不可能であれば、児童相談所に一時保護してもらうという選択肢もあります。

　いずれにしても、母親の自殺や母子心中を防止するために、緊急の際にはためらわず迅速に対処していくことが必須となります。

（2）児童虐待や養育不全が疑われるとき

Point 児童虐待・養育不全が疑われる場合、児童相談所・子ども家庭支援センターまたは保健師に連絡をとる必要があります。

　児童虐待や養育不全が疑われるときは、直ちに児童福祉と連携をとる必要があります。

　子どもを直ちに保護する必要がある場合には、児童相談所に連絡をとります。直ちに保護する必要はないけれども虐待や養育不全のおそれがあり支援が必要な場合には、子ども

家庭支援センターまたは保健師に相談するとよいでしょう。自治体によっては子ども家庭支援センターと児童相談所の機能や名称が違う場合があります（たとえば、子ども家庭支援センターがなく、その役割を児童相談所が一括して担う場合など）。居住地区の自治体のホームページなどを参照して確認するとよいでしょう。

3）誰がつなげばいいのか

Point 多職種地域連携において、医療ソーシャルワーカーが医療機関側の連携のハブになります。医療ソーシャルワーカーがいない場合は、ある程度固定されたスタッフがその機能を担う体制が必要です。また、保健師が地域の連携のハブとなります。

(1) 医療機関側の連携のハブ

　総合病院などでは、医療ソーシャルワーカーが医療機関側の連携のハブになるのがよいでしょう。医療ソーシャルワーカーがいない場合、その役目をまずは病院スタッフが果たす必要があります。ソーシャルワーカーがいない場合でも、このような連携を担当する人はある程度何人かに固定し、担当者が不在とならない体制を整えたほうがよいと考えられます。

(2) 地域の連携のハブ

　地域での連携のハブは保健師が担います。必要があれば、保健師から、地域の児童相談所や子ども家庭支援センターと連絡をとるのがよいでしょう。

4）紹介対象者への説明と同意

Point 保健師や精神科医療機関へ紹介する際には、本人の同意を得ることが基本ですが、同意を得られなくても、母子の安全を守るために対応する必要がある場合があります。

(1) 保健師紹介への同意

　ハイリスクの母親に対しては、健康のこと、こころのこと、育児のことなど、母子のさまざまな相談に保健師が対応してくれることを説明し、本人の同意のもと、保健師に連絡します。

- 紹介対象者が保健師紹介に同意しない場合

　最大限、本人の同意を得る努力をすべきですが、どうしても本人や家族が同意しないこ

ともありえます。そのような場合も、特定妊婦である場合や、児の安全保護にかかわるような場合であれば、自治体に連絡することができます。母親自身の身の安全を確保すべき状況であれば、閉鎖病棟のある精神科医療機関と受診の相談をするとよいでしょう。医療保護入院になる場合は、家族などの同意が必要になります。家族などに該当する人がいない場合は、市町村長が医療保護入院の同意の判断をします。また、自傷他害のおそれがあれば措置入院の対象となりますので、保健所または警察に通報します。上記以外にも、ケースによっては、緊急措置入院、応急入院などになることがあります。

　ハイリスクケースのなかには、周りからの支援を受け入れてくれないような場合があり、注意してフォローアップしていく必要があります。

(2) 精神科医療機関紹介への同意

　精神科での治療が必要で、精神科医療機関へ紹介する場合は、必ず本人の同意を得る必要があります。本人が精神科医療機関の受診を拒否する場合には、自施設でもさらに注意深くフォローアップしていく必要があります。また、もし保健師には連絡してもよいという同意が得られた場合は、保健師と相談するのがよいでしょう。

- **紹介対象者が精神科医紹介に同意しない場合**

　緊急性の有無の判断がまず重要になります。産科医療機関での対応プロセスを図2-1（p34）に示します。緊急でない場合は、保健師に対応を依頼するとよいでしょう。保健師に依頼しつつも、自施設で対応する場合には、精神的なコンディションに注意してフォローアップします。精神状態が悪化した場合には、緊急性のアセスメントが必要になり、また、保健師との密な連携も必要になります。

5) 母と子を中心とした支援のための多機関連携のプロセス

Point メンタルヘルス不調の母親や子どもの支援が一方的なものにならないように、説明し同意を得るプロセスを丁寧に行うことが大切です。

　メンタルヘルス不調の母親やその子どもへの支援が、支援者側の一方的なものになってはいけません。支援の必要性を理解してもらい、母親とその子ども・家族を中心にして、問題を一緒に解決していく方法を考えていくことが望まれます。ここでは、そのプロセスを例示します。

(1) 同意を得るプロセス

①いまある問題を整理・確認する

　本人や家族と面談しながら、いま本人や家族が抱えている問題、これから対応する必要

のある事項を一緒に整理・確認します。

②情報を提供する

　自治体が行っている利用できるサービス（保健師との相談、産前・産後事業、産前・産後ホームヘルパー派遣事業、地域の子育て支援など）、メンタルヘルスに関連するサービス（保健師との相談、自治体の精神保健福祉相談への紹介、精神科医療機関への紹介など）など、必要に応じて本人や家族へ情報を提供します。初めての関係機関は敷居が高く、また、メンタルヘルス不調の母親にとっては紹介されても自分からアプローチすることが難しいこともあります。場合によっては、保健師などが同行するとよいかもしれません。

　また、"こころの問題"を理由に紹介されることに抵抗を示す場合もあります。

③関係機関と連絡をとることについて同意を得る

　①と②を経ることで、本人や家族にとって、関係機関と連携をとったうえで支援を受けることへのモチベーションが高まり、同意を得られやすくなると考えられます。

④関係機関への情報の受け渡し

　上記①②③を経た後は、本人・家族の支援について必要な情報を関係機関にできるだけ早期に受け渡します。

⑤モニタリングとその後の対応

　情報を受け渡した後、新たな連携にもとづく支援が有効に機能しているかを確認します。うまく機能していないと思われる場合は、何が問題となっているかを検証し、有効な連携のもと支援を行っていくための対応を考えます。

(2)説明する際の注意点

　保健師など、他機関からの支援をすすめられた場合、本人や家族は驚いて身構えてしまうかもしれません。説明する側は、支援の必要性を告げられる本人や家族の気持ちを考えながら説明するとよいでしょう。保健師に紹介されることで「弱い人だというレッテルを貼られる」とか、精神科の受診をすすめられることで「頭がおかしいと烙印を押される」などと受け止められるかもしれません。また、自分がそのような支援を受ける必要があることを知って、この先どのようになってしまうのだろうと不安になるかもしれません。本人や家族の気持ちを心に留めながら、説明するとよいでしょう。

　説明の重要な目的は、本人や家族と、関係機関が協力関係を結んだうえで抱えている問題を軽減・解決すること、育児などの今後の問題を見据えた支援に取り組むことができる関係を構築することにあります。まず、支援者が共感的・受容的な態度で事実を整理しながら本人や家族との相互理解を図り、それを土台に関係機関との連携を進めていきます。とくに母親の入院や子どもの保護がかかわる場合などは、一度で理解・了承を得ることは難しいかもしれません。本人や家族の心情を正しく把握し、現段階でどこまでなら理解してもらえるか、どこまでなら了承してもらえるか、現状の緊急性や危険性はどれくらいな

のかを考えながら、説明の仕方を調整していくことが望まれます。

(3) つなぐ際に活用できる社会サービス

つなぐ際に活用できる社会サービスとして次のようなものがあります。

- **市町村の精神保健福祉相談**

地域の精神科医が担当しています。多くの場合、月に1～数回程度開催されており、気軽に無料で受けられるというメリットがあります。ただし、相談枠が少なく、子どもから老人まで全年齢を対象としていて、母子保健専門の相談枠がある地域は少ないです。どのように対応してもらえるか、まずは市町村の保健師に確認するとよいでしょう。薬物療法のための処方箋を発行できないことがほとんどですが、アセスメント・トリアージ・適切な関係機関への紹介を期待できます。

- **児童相談所**

子どもが虐待を受けていることが疑われ、保護の検討が必要なときに対応してくれます。

- **子ども家庭支援センター**

育児不安を抱えている保護者、保育への支援が必要な保護者などに対応してくれます。

- **夜間の精神科相談窓口**

各自治体で夜間の精神科救急のホットラインをもっています。

- **警察**

本人に自傷・他害のおそれがある緊急事態で、すぐに自宅に助けに来てもらいたいときに相談できる機関が警察です。本人、子ども、家族などの安全を確保することが必要な場合には、警察へ連絡するように家族にオリエンテーションするとよいでしょう。

- **子育ての電話相談**

妊娠・出産に対する不安、子育ての不安や悩み、子どものことに関する相談を受け付けています。対象は、妊娠中の方、子育て中の母親や父親をはじめ、子育てにかかわるすべての人、子ども本人です。

- **地域の子育てサロン・児童館**

子育てサロンは、子育て中の母親や子育てを一段落した先輩母親が中心になって運営している地域住民の活動です。活動の担い手は、子育て中の母親、子育て支援NPO法人などの民間団体、ボランティア、社会福祉協議会などです。

児童館は、"あそび"を通して、子どもたちを健康で心豊かに育てていくための公共施設で、親子で自由に利用できます。児童館でも子育てサロンや親子サークルのプログラムが実施されていることがあります。

地域のこのような子育て資源は、子育ての仲間づくりの場となります。核家族化や地域のつながりが希薄化するなか、他の母親がどのように子育てをしているのかを見よう見ま

ねで学べたり、先輩母親などからの意見を聞けたり相談できたりする場となります。とくに、子育てがはじめての母親にとっては、そのような機会は貴重です。メンタルヘルス不調の母親を孤立から防ぎ、悩んでいることについて一緒に考えてくれる人と出会える場にもなります。

産科医療機関から「つなぐ」

1) 特定妊婦をはじめとしたハイリスク者への対応

　厚生労働が整備しているワンストップ拠点「子育て世代包括支援センター」が全国に設置されていくことで、「妊娠期から子育て期までの切れ目のない支援」の仕組みづくりができると期待されています。また、平成28年の児童福祉法改正で、児童虐待予防のため、「支援を要すると思われる妊婦や児童・保護者を把握した医療機関、児童福祉施設、学校などは、その旨を市町村に情報提供するように努めるものとする」と明記され、支援を要する妊婦などに関する自治体への情報提供が努力義務となりました。

　各自治体では、保健師や母子保健コーディネーターが、妊産婦を妊娠期からサポートする体制整備が行われつつあり、妊娠届出時に保健師などが面接し、妊婦の心理社会的状況やメンタルヘルスのスクリーニングを実施する自治体が増えてきています。一方で、産科医療機関でも、妊娠期にメンタルヘルスのスクリーニングを導入する動きがあります。今後、保健・医療の双方で妊娠期のメンタルヘルスのスクリーニングが行われるようになることが期待されますが、そこで得られた情報を地域の多機関で母子をサポートすることに活用するため、情報共有の仕組みづくりが望まれます。

　スクリーニングについては、まず妊娠中に一度心理社会的状況をチェックし、その後メンタルヘルスなどについても定期的に（妊娠初期・中期・後期・出産後など）チェックするのもよいと考えられます。また、産後の入院中、産後1カ月の健診（施設によっては2週間後の母乳外来のときも）において、産後うつ病・産褥精神病などの精神的な問題がないか、母子関係や養育環境に問題がないかについてもチェックするとよいでしょう。

　産後のメンタルケアにおいてとくに気をつけなければいけない精神障害として、産後うつ病、双極性障害（躁うつ病）、産褥精神病があげられます。重症化を防ぐためには早期の気づきと介入が大切です。重症化してしまうと、母親の自殺企図や子どもへの危害、母子心中が起こることもあり、そのような場合は母子の身の安全を守る必要が生じます。

第2章　つなぐ　　33

2) 産科対応のプロセス

Point 妊産褥婦にこころの問題があったときは、緊急性を有するかどうかをまずアセスメントして、対応していきます。

　妊産褥婦にこころの問題があったときは、まず緊急性を有するかどうかをアセスメントして対応を考えます。自殺念慮・希死念慮があって危ないのだけれど、精神科受診を本人が拒否してつながらない場合は、本人の了承のもと、保健師に連絡をとるとよいでしょう。また、説得する際には、本人の困っていることに焦点を当て、楽になってもらえるように皆で一緒に考えていきたい旨を伝えるとよいでしょう。

　本人の精神状態が悪く、かつ、保健師に連絡をとることすら了承してもらえない場合、深刻な状況であることが多いです。そのような際には、本人の了承が得られなくても、保健師に連絡することが望まれます。院内に連絡票のフォーマットを用意しておくと便利です。例として、長野県立須坂病院産科で使われているフォーマットを紹介します（表2-1）。

　産科医療機関による対応プロセスを示します（図2-1）。

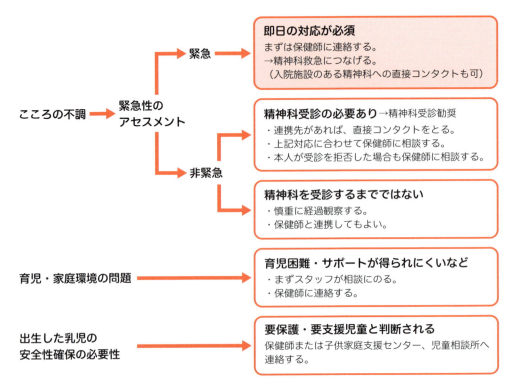

図2-1　産科医療機関による対応プロセス

表 2-1　産婦人科外来連絡票

患者氏名	歳　　記載日　年　月

妊娠　　週　　日 / 出産日　　月　　日

基本情報・家族構成	
現住所	
帰省先	（　　　　　様方）
連絡先	
既往歴	
妊娠中の経過	
産後の経過	

　　　経過報告を希望します　　　　　経過報告を希望しません

〇〇〇〇〇〇〇〇病院（電話：〇〇〇〇〇〇〇〇）
〇〇〇〇病棟　看護師長　〇〇〇〇
産婦人科外来（助産師・看護師）〇〇〇〇

第2章　つなぐ

3) 慢性的な自殺の危険性がある場合

　慢性的に自殺の危険性がある場合、必ず精神科と連携しながらフォローアップする必要があります。精神科主治医に、どのような点に注意してかかわるべきか、危ないときのサインとしてどのようなことに注意すべきかを相談するとよいでしょう（これらはケースごとに異なります）。心理的に寄り添い、傾聴することを重ねていくことが基本です。
　ここでは、緊急度に応じて3つの場合に分けてそれぞれの対応を述べます。

(1) 緊急の対応が必要な場合

Point 緊急の対応が必要な場合として、①自殺念慮・希死念慮があり、本人がその気持ちを自分で抑えることができない場合、②精神病症状（幻覚・妄想など）が急に出現または悪化した場合, ③自分やまわりの家族・他人を傷つけてしまう危険性がある場合などがあげられます。

　緊急に精神科での治療が必要なときには、地域の精神科救急ホットラインに連絡します。一般に平日日中は保健所に連絡します（入院紹介できる精神科医療機関がある場合は、直接コンタクトをとります）。平日夜間・休日の精神科救急対応は自治体により異なります。精神科救急情報センターが設置されているようであれば、そちらに連絡をとります。精神科救急情報センターの場合、家族が電話をかけて専門相談員と当日の輪番病院への入院や外来受診について相談することになります。入院については家族などの同意のもと医療保護入院が前提となることが多いです。精神科救急情報センターを設置していない自治体も多く存在します。自地域の精神科救急体制についてくわしく知りたい場合は、自治体の精神保健福祉担当部署に問い合わせるとよいでしょう。これらに電話をするのは、あくまでその日に対応が必要な患者の場合のみで、緊急受診の必要性がない場合は避けるべきです。
　緊急の対応が必要なのは、おもに次のような場合です。

①自殺念慮・希死念慮があり、本人がその気持ちを自分で抑えることができない
　このようなときは自殺企図の可能性が高いため、緊急の対応が必要です。また、幻覚妄想状態のときには「自分はもうすぐ死ぬんだ」などと思うこともあり、その後、自殺企図につながることがありますので、同様に緊急の対応が必要です。

②精神病症状（幻覚・妄想など）が急に出現または悪化した
　ただし、統合失調症などの精神疾患で、もともと慢性的に幻覚妄想などがあるものの精神状態は落ち着いていることがあります。そのような場合は、精神科でフォローアップされていれば対応はかかりつけ精神科医に任せてかまいません。

③自分やまわりの家族・他人を傷つけてしまう危険性がある
　子どもがいて、子どもの身に危険が及びそうなときは、児童相談所に通告して保護を求

める必要があります。

　緊急受診させるにあたっての、産科をはじめとした身体科かかりつけ医の注意点

- **精神科で身体的な問題の検査・診断・治療を行うことは困難であるため、身体的な問題がなく、精神科で十分に引き受けることが可能であると判断した場合のみ、精神科に紹介すべきです。**
- **身体的な問題があり、引き続き検査・診断・治療が必要な場合は、精神科と紹介元の医療機関で連携して対象をフォローアップできるかどうかを考えます。不可能であると考えられれば、産科・精神科を併設している総合病院に紹介することが望まれます。ただし、地域医療資源は限られていますから、紹介元の医療機関には、精神科で対応可能なケースを総合病院の精神科に紹介しないような配慮も望まれます。**
- **精神科で本人の受診を受け入れた後に、身体的な問題があったときは、精神科医からの相談に対応することになります。この対応がスムーズにいくことで、精神科側もその他の患者を受け入れやすくなります。**
- **紹介後、向精神薬が投薬される場合がありますが、もし、母親や子どもに問題があるようでしたら、事前に情報提供することでその後の連携がスムーズになります。**

(2) 緊急でないが精神科に紹介したほうがよい場合

Point 緊急でないが精神科に紹介したほうがよい場合として、①うつ病の症状がある、②不安が著しくパニック発作が頻発している、③幻覚妄想がある、④精神科の既往があるが、受診を中断している、⑤産褥精神病や双極性障害の既往があるなどがあげられます。

　基本的に、「緊急の対応が必要でない場合」に当てはまらなければ、まずは本人に「当院では、このような場合、地域の保健師と連絡をとり、お母さんのサポートをしている」などと説明し、地域保健師と連携するとよいでしょう。

　また、精神症状があり精神科の治療が必要な際には、おなかの赤ちゃん（出産後であれば、子ども）のためにも、母親自身が精神科の治療を受けたほうがよいことを説明し、受診をすすめます。本人が受診に同意したら、精神科に紹介します。

　自殺企図・自傷行為・他害のリスクはなく、本人の精神状態による家庭内の問題を緊急に解決する必要もないけれども、精神的な問題で日常生活に支障をきたしてる場合には精神科を紹介します。たとえば、次のような場合があげられます。

①うつ病の症状がある

　最近2週間で「何かをすることへの関心や喜びがほとんどない日」「落ち込み、憂うつ、絶望感を感じた日」があったかを本人に尋ねます。「ほぼ毎日そうだった」「半分以上の日でそうだった」であると、うつ病のリスクがあると考えます。

②不安が著しくパニック発作が頻発している

　著しい不安やパニック発作の頻発は日常生活に支障をきたし、また、産後も養育が困難

になる可能性があります。

③**幻覚妄想がある**
　幻聴・幻視・被害妄想（「私を殺そうとしている」、「盗聴器が仕掛けられていて監視されている」など）の発言が聞かれるとき。

④**精神科の既往があるが、受診を中断している**
　妊娠中や出産後に、再度メンタルヘルス不調をきたすことがあります。また、出産後養育に支障をきたしたりすることもあります。

⑤**産褥精神病や双極性障害の既往がある**
　このような場合は、現在は通院先がなく、とくに問題ないとしても、妊娠期から定期的に精神科医がフォローアップしたほうがよいと考えられます。

　なお、現在の精神症状はなくても、双極性障害や産褥精神病の家族歴がある場合は、注意深くフォローアップするなかで、もしメンタルヘルス不調の兆候が出現した際には、速やかに精神科に紹介すべきと考えられます。

（3）精神症状はあるものの精神科を受診してもらうほどではない

Point　精神症状はあるものの精神科を受診せずに経過観察でよいかも知れないと考える判断の際に、日常生活に支障をきたしているか、精神症状が周りの家族（児も含め）や他者の日常生活に多大な悪影響を及ぼしていないかが重要なポイントになります。

　精神症状はあるものの、精神科の専門治療を受けずに自施設で経過観察してよいかどうかを判断する際に、日常生活に支障をきたしているか、精神症状が周りの家族（児も含め）や他者の日常生活に多大な悪影響を及ぼしていないかが重要なポイントになります。たとえば、抑うつ状態ではあるが、自殺念慮・希死念慮がなく、日常生活に支障をきたしていない場合や、不安やこだわりは強いものの、日常生活に支障をきたしていないといったような場合は、精神科を受診せずに経過観察でよいかもしれません。精神症状ゆえに、自分が困っていたり、他の人が困っていたりするようであれば、受診したほうがよいと考えます。

　産後に、緊急性のないメンタルヘルス不調があった場合（たとえば強いマタニティブルーズなど）は、たとえば、2週間後の母乳外来の予約を取ったり、産科の1カ月健診時などに精神状態のアセスメントをしたりして、調子が悪いようであれば、重症度に応じた対応をするとよいでしょう（軽症であれば保健師に連絡、重症であれば精神科と連携します）。

4） 産科医療機関からつなぐメリット

Point 産科がメンタルヘルス不調の母親を精神科や保健師につなぐと、フォローアップするうえでさまざまなメリットがあり、積極的な連携が望まれます。

メンタルヘルス不調の母親へ対応する際には、前述のようなプロセス（p34の図）で産科が他機関と連携をとると多くのメリットがあり、積極的な連携が望まれます。

（1）産科医から直接精神科医と連携をとるメリット

- 妊娠中・出産後の向精神薬の内服について意見交換・情報共有できる。
- 妊娠中・出産後は、子どもへの影響を気にして向精神薬の内服を自己中断してしまう母親が多い。自己中断について、産科医は知っているが、精神科医は知らないということもありうる。向精神薬内服の自己中断は精神症状の悪化につながりやすく、産科管理にも深刻な悪影響を及ぼすこともありうる。
- 産科スタッフが、本人へのかかわり方における注意点について情報を得ることができる。
- 直接連携を取り合うことで、次回以後も、精神的な問題で気になる対象を気軽に紹介できるようになりうる。

（2）産科医・助産師から直接保健師と連携をとるメリット

- 地域で保健師が、本人の相談にのることが可能です。
- 必要な場合は家庭訪問をしたり、また、精神科を一緒に受診してくれたりします。
- 家庭全体の様子を把握してくれます。
- 子ども家庭支援センターや児童相談所と連携して、危機介入も行ってくれます。

5） 望まない妊娠についてのサポート

Point 望まない妊娠で悩んでいることがわかった場合、それを聞いたスタッフはその気持ちを受け止め、本人が望めば傾聴したり、一緒に考えたりします。

望んでいない妊娠で悩んでいる妊婦は、妊娠を継続することへの葛藤，今後子どもを産んで育てていくことへの社会的・経済的な問題を抱えていることがあります。また、子どもをどのように産み・育てていけばよいかもわからず、パニックに陥っている場合もあります。こころの問題はその時その時によって大きく揺れ動くでしょうから、そのような揺れ動く気持ちに寄り添い、その時に本人がもっている問題を一緒に考えていくような対応

が必要です。スクリーニング以外にも、何気ない声かけから、悩んでいる妊婦はこころ開いてくれることがあります。

また、さまざまな団体が望まない妊娠をした女性に対してサポートを行っています。たとえば、下記のような相談窓口があります。

あんしん母と子の産婦人科連絡協議会　http://anshin-hahatoko.jp

そのような相談窓口について本人が知らないようであれば、本人と一緒に考える姿勢を示しながら情報提供をしてあげるのもよいでしょう。

2 小児科医療機関から「つなぐ」

Point 子どものことで小児科を訪れる母親にメンタルヘルス不調が考えられた場合、保健師への相談をすすめます。また、内科を標榜していてうつ病の患者の紹介などで精神科との連携がある場合には、精神科の受診をすすめるとよいでしょう。

小児科医のもとを訪れる母親は、子どもの相談に来るわけで、母親自身の問題で来院するわけではありません。しかし、受診した子どもの母親のなかには、育児不安・育児ストレスを抱えている人もいます。そのような母親の相談に対応することもあるでしょう。一方で、母親に精神障害が疑われるレベルのメンタルヘルス不調がある場合は、本人同意のもと、保健師に連絡をするとよいと考えられます。

1） 小児科専門クリニックの場合

小児科専門クリニックの場合には、「保健師さんが、育児のことやお母さんのこころの相談にのってくれます。相談されてみてはいかがですか」などと、保健師につなぐことへの抵抗が少なくなるような声かけをしつつ、本人に保健師への相談をすすめるとよいでしょう。

2） 内科・小児科を標榜しているクリニックの場合

（1）うつ病が疑われるとき

内科・小児科を標榜している医療機関であれば、日頃うつ病の患者を診療する機会があり、重症例を近隣の精神科に紹介することもあるでしょう。母親のうつ病が疑われる場合

は、保健師に相談してもよいですし、日頃うつ病の患者を紹介している精神科に紹介してもよいでしょう。精神科に紹介した場合も、母のみならず子どもや家族のサポートを地域母子保健でも行ってもらうために保健師につなぐのがよいと考えられます。

(2) 幻覚妄想などの精神症状があるとき

幻覚妄想などの精神症状がある場合は、まずは保健師に連絡して、母親のサポートを依頼するのがよいと考えられます。また、内科・小児科を標榜している医療機関で精神科を紹介するルートがある場合は、精神科受診をすすめるとよいでしょう。

3 保健師から「つなぐ」

Point 保健師が精神科と連携する例として、希死念慮・自殺念慮があり保護が必要な場合、緊急に精神科と連携をもつ必要がある場合、薬物療法が必要と考えられる場合があげられます。精神科と連携する際には、緊急に対応すべきか、否かを判断することが重要です。

保健師は、多くのメンタルヘルス不調の母親とその子どもの支援にかかわりますが、そのなかで精神科と連携する必要を生じる場合があります。そのような場合には、抱え込まずに重症化する前の適切なタイミングで精神科と連携をもつことが重要です。精神科と連携すべきかどうかを考えるうえで重要な視点は、産科の場合と同様に「緊急に対応すべきか、否か」です。

1) 精神科医療機関と連携すべきとき

- 希死念慮・自殺念慮があり、保護が必要な場合
- 薬物療法が必要と考えられる場合

⇒強いうつ状態、幻覚妄想状態、躁うつ病で興奮が強い状態など

子どもを守るために、子ども家庭支援センターや児童相談所と連携する仕組みはすでに確立しているので、ここでは省略します。臨床心理士が心理療法を行っているクリニックもありますので、心理療法を希望する対象には、そのようなクリニックを紹介してもよいでしょう。ただし、精神症状が重症で薬物療法が必要な母親に、心理療法のみをすすめるのは危険ですので避けるべきです。

2) 希死念慮・自殺念慮の見立て

「EPDS」(p120)を支援に用いているようでしたら、その10番目の質問項目「自分自身を傷つけるという考えが浮かんできた」について、母親が「はい、かなりしばしばそうだった」「時々そうだった」に○を付けた場合、その気持ちについて聴いていくとよいでしょう。「EPDS」を支援に用いていないとしても、母親の口から希死念慮・自殺念慮が語られたり、行動・様子からその可能性が推察されたりすることがあります。

そのような場合、まず重要なのが緊急性のアセスメントです。

(1) 緊急性があるとき

- 死にたい気持ちが抑えられない
- 家族または本人の身の危険がある
- 精神障害のため、家族が非常に困っている

このようなときは、緊急の対応が必要です。平日日中は、かかりつけの精神科があれば

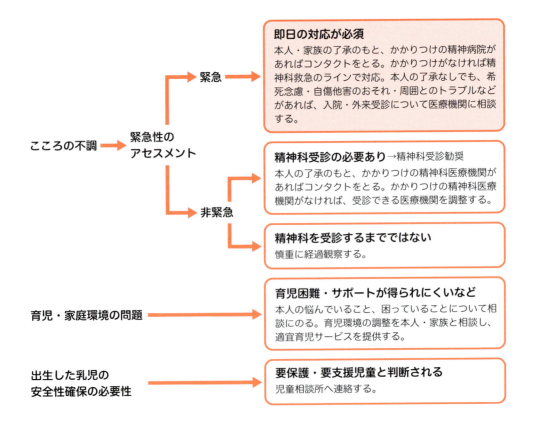

図2-2 保健師による対応プロセス

そこにコンタクトをとるのが基本ですが、かかりつけの精神科に入院設備がない場合や平日夜間・休日は、精神科救急のラインで、外来受診や入院について医療機関と相談します。その前に、嘱託医など意見を聞くことのできる精神科医がいるようであれば、一度相談するとよいでしょう。

（2）緊急性がないとき（少し待てるとき）

かかりつけの精神科があれば、本人の了承のもと、コンタクトをとるとよいでしょう。かかりつけの精神科がなければ、受診できる医療機関を調整します。受診する必要がない場合は、訪問・電話面接などで定期的にフォローアップします。

- 育児・家庭環境の問題があれば、それに対する相談にのる。
- 子どもの安全を確保する必要があれば、緊急一時保育や赤ちゃんショートステイなどの一時的な預かりや保護を検討します。

また、死にたい気持ちを訴えている場合、本人がいまどのようなサポートを受けているか、苦しいときにSOSを出せるところがあるかを確認します。

希死念慮の訴えがある場合は、本人の了承のもと、妊娠中から出産後1カ月以内であれば産科に、精神科・心療内科に通院していればそちらに相談するとよいでしょう。また、死にたくなったときにその気持ちを、まわりの信頼できるどの人にどのように出すかということを確認しておきます。そして、SOSを出す相手と「そのときは○○○○する」と決めておくとよいでしょう。「○○○○する」の内容は、基本的には、緊急性があるときの対応に基づきます。

保健師による対応プロセスを示します（図2-2）。大枠は、産科医療機関による対応プロセス（p34）と似ています。

4 精神科医療機関から「つなぐ」

Point メンタルヘルス不調の母親の治療においては、母子関係の援助や子どもの養育環境に対しても配慮し、本人の了承のもと（特定妊婦や要保護児童の場合は本人の了承がなくても可）積極的に保健師と連絡を取ったりかかりつけ医と連携したりすることで地域のネットワークが強固になっていきます。

母親にメンタルヘルス不調があると、育児にも問題が出てくる可能性があります。メンタルヘルス不調の母親の治療が、成人一般の精神科治療と異なるところは、母子関係の援

助や子どもの養育環境に対しても配慮する必要があることです。母親のメンタルヘルス不調が強い場合は、養育不全のハイリスクと考えて保健師に連絡をとり、サポートを依頼するとよいでしょう。また、産科から紹介があった場合は、積極的に産科医・助産師などとコンタクトをとることで、多職種地域連携がより深まります。

　かかりつけ医から紹介があったときは、本人の同意のもと保健師に連絡をとって、多職種で母親をサポートする体制を整えるとよいでしょう。養育不全や児童虐待のおそれがある場合や、地域の社会資源を積極的に利用してもらいたい場合は、保健師への連絡が極めて重要です。母親の治療のみならず、子どもの安全・育児の状況にも配慮したサポートをしやすくなります。さらに、症状の悪化などの変化があった際には、本人の了承を得て（特定妊婦や要保護児童の場合は本人の了承がなくても可）保健師に連絡をとることで、より充実した連携のもとでの支援につながります。

　また、紹介元のかかりつけ医には、メンタルヘルスの見立ての結果や治療の方針を診療情報提供書の返書に記したり、直接電話などで説明したりすることによって、かかりつけ医との地域連携が深まり、次回の紹介もスムーズになります。

5 養育不全・児童虐待の予防・対応のために「つなぐ」（「通告」）

　養育不全・児童虐待が疑われた場合、対象の居住地区の児童相談所や子ども家庭支援センターに連絡します。

　その際に、機関同士が電話でやり取りすることも可能ですが、養育不全・児童虐待の場合には、記録をしっかり残すということが重要なプロセスとなります。カルテに記載する他に、通告内容を文書として残すこと、また、児童福祉の担当窓口に送ることも非常に有益です。

　スタッフ個人が単独で判断して通告してしまうと、その責任を個人で負わざるをえなくなることもあります。スタッフから院内の虐待防止委員会などに問題をあげて組織として協議し、組織の管理者名で通告することが望まれます。

　次のページの文書（表2-2）は、通告文書のフォーマットの一例です。

表2-2　通告文書のフォーマットの一例

児童虐待（防止）連絡票

平成○○年○○月○○日
○○○○○○児童相談所長殿

児童福祉法第25条にもとづき、次の通り通告いたします。

児童	氏名：○○○○　　性別：男　or　女 生年月日：平成○○年○○月○○日（○歳○ヵ月） 住所：○○○○○○○○○○○○
保護者	父：○○○○　　　母：○○○○
家族構成	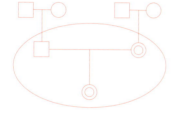
診断名	○○○○○○○
通告理由	（例）母の精神状態が不安定で、本人は「このままだと子どもを殺してしまいそう」との訴えがある。父が仕事で日中家を不在にするが、父方祖母・母方祖母はともに夫の介護のためサポートが難しく、他に児を保護する家族がいない。母は精神科医療機関への入院を拒否し、父も母の入院に同意しない。現状では、児の安全・福祉が脅かされ、保護が必要であると考えられるため、通告する。
通告者	○○病院　院長○○○○ 住所：○○○○○○○○○○○○　　TEL：○○○○
備考	

COLUMN

一個人や一職種が抱え込まないことの大切さ

　メンタルヘルス不調の母親に対応することは、時として、支援者自身が苦しくなってしまうかもしれません。それは、母親が非常に重い心理的な苦しみを背負っているときなどによくあります。このようなとき、支援者一個人だけで対応するのはよくありません。チームで情報を共有し、皆で支援方法を考える、自分1人で抱え込まなくてよいという仕組みが整備されていることが、スタッフの燃えつきを予防するうえでも非常に重要と考えられます。

　これは、職種にも言えることです。母子保健にはさまざまな職種がかかわり、それぞれに果たす役割が違い、また、それぞれのもつ強みもあり、弱みもあります。一職種だけでメンタルヘルス不調の母親やその子どものサポートをしていくのは当然限界があります。また、1つの職種だけで抱え込もうとしてしまうことで、母子の本来のニーズから離れた支援になったり、支援者自身の大きな心理的負担になったりしかねません。自分の属する職種だけで大変なケースを抱え込もうとせず、地域のリソースを把握し、さまざまな職種と連携して支援を行っていくことが大切です。連携をすることは、時に労力を費やし大変なこともありますが、母子を切れ目なく支援するためには不可欠です。

支援者同士の支援について（支援者の「燃えつき」を防ぐために）

　こころの問題をもつ人に対する支援は、時に支援する側が精神的に疲弊します。また、自分が一生懸命に支援しているにもかかわらず、支援した人本人から攻撃されることもあり、支援者の「燃えつき」につながることもありえます。「燃えつき」を防ぐためには、1人で抱え込まないことが大切です。定期的にスタッフミーティングを設けてチームで情報共有する、複数の人がかかわり、支援のことで意見交換できる仕組みをつくることが重要です。そのようななかで、チームで支える連帯感、また、困ったときに相談し合える安心感が生まれてきます。

　「燃えつき」は起こりうるものと認識して、同僚が燃えつきかけたときにどのようにサポートしてあげるかの仕組みを整備しておくことも重要です。直属上司や職場管理者のリスク管理が重要ですし、外部のメンタルヘルス相談のリソースを活用するのもよいでしょう。

第3章
支える

「支える」前の"見立て"と本人のストーリーの理解

1. 産科医療機関で「支える」
2. 小児科医療機関で「支える」
3. 保健師が「支える」
4. 精神科医療機関で「支える」
5. 地域で連携して「支える」

第3章 支える

「支える」前の"見立て"と本人のストーリーの理解

Point メンタルヘルス不調の母親の「見立て」では、精神面・環境面・器質面など、その人全体を理解し、いま起こっている問題をまとめるフォーミュレーションの考え方が有用です。見立てと本人が思っているストーリーが解離していることがあります。その人全体を理解したうえで「見立て」を行いつつ、今起きている問題を本人がどのように理解しているかを傾聴してできることを一緒に考えていきます。

これまで、メンタルヘルス不調の母親にどのように「気づき」「つなぐ」かについて述べてきました。

「このお母さん、ちょっと心配だな」「この人、(何か)気になるな」といった直観のようなものは、メンタルヘルスのハイリスクの母親を支援するうえで非常に重要です。

次に、その人にとって何が問題なのか、どのようなことを支援していけばよいかを考えるうえで、その人の精神状態やその人を取り巻く心理社会的状況などを広くとらえて、その人全体を理解しようとするための「見立て」が必要になります。表面にあらわれている問題だけに気を取られてしまうと、全体像や重要な問題の背景が見えなくなってしまう可能性があります。

精神面(本人がもっている強み・長所を含め)・環境面・器質面(身体的な側面)の観点から「見立て」を行うための着眼点の例を記します。

- 症状:どのような問題で困っているか
- 長所:その人がどのような長所・強さをもっているか
- 影響:その問題がどの程度、日常生活に支障をきたしているか
- 危険因子:どのようなことが問題を起こし、持続させているのか
- 説明モデル(本人・家族はどのように理解し、規定しているか)

このような観点からいま起こっている問題をまとめることを精神医学や心理学の領域ではフォーミュレーションとよびますが、メンタルヘルス不調の母親の支援においてフォーミュレーションの考え方は有用です。

次のページの「こころのサポートシート(表3-1、2)」は、産後の訪問でメンタルヘルス不調が明らかとなり、フォローアップが必要となった母親と子どもを支援する際の記録用紙です。これは、筆者が長野市の保健師さんたちと一緒に作成したものです。このシートにはフォーミュレーションが端的にまとめられています。このようなシートを使うと、経験の有無にかかわらず一定水準でアセスメントと支援プランを立てられ、また、カ

ンファレンスでも、ケースの問題や支援プランを共有しやすくなります。シートにある保健指導、利用する資源、今後の支援プランについては後述します。

　こちらの「見立て」と、本人自身が思っているストーリーが解離していることは多々あります。「見立て」を行いながら、同時並行で、今起こっている問題を本人がどのように理解しているかを傾聴し、自機関でサポートできることはないか、あるいは、他機関と連携してサポートできることはないかを本人と一緒に考えていくのがよいと考えられます。一方的な支援の押し付けになってしまわないように、本人が何を必要としているかを理解しようとする姿勢が大切です。そのような姿勢が、本人が支援を受け入れる動機づけに大きく影響します。

表 3-1　こころのサポートシート（表面）

記入日　　年　　月　　日

母の名前 _____　　担当者 _____

◎　EPDS　　　　点　　　　◎　EPDS の質問 10　　　　点

　　◎　精神科既往　　　　あり　・　なし
　　◎　治療状況　　　　　通院歴あり　・　通院中　・　未受診
　　　　診断名 _____　　医療機関 _____

　　◎　身体疾患の既往　　あり　・　なし
　　◎　治療状況　　　　　通院歴あり　・　通院中　・　未受診
　　　　診断名 _____　　医療機関 _____

◎　赤ちゃんへの気持ち質問票、育児支援チェックリストで気になること

◎　母を取り巻く環境で気になること

◎　会ったときの母の様子（うつ、不安強い、困ったときに SOS を出せないなど）

◎　子育てで気になること（愛着、育児スキルなど）

◎　お母さんについて心配なこと

◎　お子さんについて心配なこと

◎　利用する資源

◎　今後の支援プラン

表 3-2　こころのサポートシート（裏面）

[記　録]

日　時	内　容

今後の対応

日　時	内　容

今後の対応

日　時	内　容

今後の対応

1 産科医療機関で「支える」

1) 産後の身体のケアはこころにも効く

Point 助産師の産後ケアは身体面だけでなく、メンタルヘルス不調の母親の心理的ケアにも非常に有益です。

　産後、母乳の出が悪いことに悩む母親は多く、そのような母親に母乳指導で対応できるのは助産師の重要な役割であり、他の職種ではできないものです。出産後、家に帰ってからも母乳のことで悩む母親は多く、メンタルヘルスにも大きく影響します。そのような母親には、産後2週間や1カ月の母乳外来などで、助産師が積極的に相談にのる機会を設けて対応することで、母親の不安や悩みを大きく軽減し、メンタルヘルスに良い影響を及ぼします。

　また、母乳以外にも、腰痛・会陰部の痛み、尿漏れ、痔など、出産後の身体トラブルは多く、そのような悩みの相談に対応することは、産後の心理的ストレスを軽減することに役立ちます。

　現在、多くの産科では、退院すると次に来院するのは1カ月健診です。しかし、退院してから1カ月健診までの間に、多くの母親が産後うつ病などで心身の不調をきたします。そのような母親に心身のケアを提供する場として、2週間健診は非常に有効であると考えられます。また、1カ月健診の時点で問題があるようであれば、さらにフォローアップの期間を延長し、6週間後、2カ月後などに産後ケアで来院してもらうように促してみるのもよいと考えられます。

2) 養育が困難な母親への対応

Point 産科は、メンタルヘルス不調の母親の養育の問題について、入院中の育児技術の指導、産後2週間健診や1カ月健診でのサポートなど、早期発見・早期対応において重要な役割を果たします。また、子どもの養育が心配であれば、母親の入院期間を延長して準備期間をゆっくりもってもらうこともできます。

　育児に不安の強い母親、および育児対応能力に問題がある母親の早期発見・早期対応のゲートキーパーは産科スタッフです。妊娠中・産後の入院中からそのような母の特性に気づき、対応することで、母親が出産後に家に帰ってから、養育の問題をこじらせてしまうことを予防できます。

そのような母親に対して、育児技術のガイダンスをしたり、赤ちゃんの生理・生活リズムを伝えたりすることは、母親の育児不安を和らげるのに有効です。

養育が困難な母親に、授乳やおむつ交換、更衣、沐浴などを自立してできるかを確認し、また、直接母乳やミルク追加、調乳などを母親自身でできるかを判断します。それらが難しいようであれば、家族にも指導することで大きなサポートになると考えられます。とくにはじめての子どもをもつ母親は、どのように対応してよいかわからなくて不安を感じやすいでしょうから、本人が日々の育児で困りそうなことについて、具体的に見通しを立てることを支援するのも有効と考えられます。産後の入院期間は、基本的に本人や家族主体（本人のメンタルヘルスが不調であれば家族の割合が大きくなるでしょうが）で育児に対応していくのを支援するための重要な場となると考えられます。

入院中に、母親や家族の養育上の問題を把握しておくことで、2週間健診や1カ月健診などでどのような部分をサポートしておけばよいか、また、退院後にどの程度サポートが必要かを把握することに役立ちます。

産後の入院期間は、自然分娩であれば4日から5日間、帝王切開であれば7日間と、非常に短い期間です。母親が育児をしっかりと行えているかを見定め、必要に応じて介入する日数は限られているということです。日数が足りない場合には、入院を延長して、育児スキルを習得したり、環境を調整したりする期間を設けることも有効です。

退院後、明らかに子どもの安全が脅かされるおそれがある場合は、母親かパートナーの実家に子どもを預かってもらったり、行政と連携して乳児院に預かってもらったりして、安全を保護する必要が生じることもありえます。そのようにして入院期間を延長することで、母親に育児の準備期間をゆっくりもってもらうこともできます。

3） 愛着がもてない母親への対応

Point 子どもへの愛着の問題が母親から語られることがあります。愛着の問題の背景に、母親の被虐待歴や精神疾患が存在することもあります。愛着についての悩みが語られたときは傾聴し、必要があれば専門職につなぐとよいでしょう。また、保健師とも連携して養育の面の見守りや支援を行っていくとよいでしょう。

子どもへの愛着の問題は、妊娠期より母親の口から発せられることがあります。「この子を産みたくない」「胎動が止まってほしい」「この子が産まれても、愛情をもてる自信がない」などです。

愛着がもてないことの原因の1つに、自身の被虐待歴があります。しかし、被虐待歴をもつ人でも、すべての人が子どもに虐待をしてしまうのではなく、一部の母親ですので、「この人は被虐待歴があるから、子どもを虐待しそう」などという安易なレッテル貼りは

絶対にしないようにしなければいけません。虐待がなかったとしても、自身の親への葛藤から子どもに対して愛着をもつことに難しさを感じる人もいます。妊娠中の母親から子どもへの愛着の困難さが聞かれたときは、その気持ちを傾聴し、また、母親がもし愛着をもてない自分に悩んでいて本人の希望があれば、精神科か臨床心理士に相談することをすすめてもよいでしょう。

　また、ある種の精神疾患（臨床域でない辺縁群の人も含め）の対人コミュニケーションの特性として、身近な人に愛着をもつことが難しい人もいます。そのような人のなかには、自身の子どもに対して愛着をもてない人もいます。そのような人からは、妊娠中にも「生みたくない」「自分の中に異質の存在がある」などといった、おなかの子どもと愛情でつながった一体感がないような発言が聞かれることがあります。また、産後、赤ちゃんを無造作に扱ったり、赤ちゃんの世話自体をしようとしなかったりすることから明らかになることもあります。そのような場合には、産後ケアのなかで、育児指導をできるだけわかりやすく、実際に本人の目の前でお手本を示しつつ丁寧に行い、子どもの対応で心配なことがあるときは、しっかりと危険防止の指導をすることが大切です。それから、産後の入院中から、本人の了承のもと地域の保健師につなぎ、家庭での赤ちゃんの世話について、地域でも見守りつつ支援してもらうようにするのがよいでしょう。そのような特性のある母親は、自分の予測できないことが起こったとき、はじめてのことに対処せざるをえないときなどに強い不安・ストレスを感じることがあります。とくに初産の場合にその傾向が強いですが、慣れてくるなかで子育てに自信をもち、赤ちゃんとの愛着が深まっていくことも多々あります。本人ができていることや頑張っていることをほめて認めること、赤ちゃんとの関係のなかで喜びを感じていればそれをスタッフが一緒に共有して強化することは、本人が赤ちゃんとの愛着を深めていくのに有益と考えられます。さらに、2週間健診、1カ月健診などの機会に、育児に問題がないかを確認するとよいでしょう。産後直後だけでなく、長期的な見守りや支援が必要になることが多いため、保健師が訪問や電話面接を定期的に行い、育児が行えているかを確認し、乳児健診時にも確認するなどの対応をするとよいと考えられます。

4）その他の支援の必要な心理社会的リスク要因

Point DVや経済的な困窮などの心理社会的なリスクがある場合、関係機関と連携した支援が必要になります。

　家庭環境に問題（DV、経済的困窮など）がある場合、関係機関と連携した支援が必要になります。

（1）DVの場合

　保健師と連携をとりながら支援し、暴力の危険があるようであれば、シェルターの利用なども検討するとよいでしょう。本人や子どもの安全を確保する必要があります。

　被害者である本人は大きな心的外傷を負っています。うつ病などの精神症状を合併するリスクも高く、精神的ケアが必要になる可能性が高いです。また、配偶者暴力は毎日ではなく、「緊張が高まる時期」「大きな暴力が起こる時期」「優しい時期」の３つの時期からなるサイクルを繰り返すことが多いといわれています。「優しい時期」があることが、被害女性にとってDVから逃れることを難しくしている場合が多いです。

　DV被害の女性は、次のような理由で自分からSOSを出すのが困難になっている可能性があります。

- うつ状態で、SOSを出す精神的なエネルギーがなくなっている。
- 誰かに相談していることがパートナーにわかることで、さらにパートナーからのDVがひどくなることを恐れている。
- DVの加害者であるパートナーがDV相談を妨害する。

　妊産婦がDV被害を受けていることがわかれば、適切な連携が必要になります。本人には、自治体に設置されている配偶者暴力相談窓口など、地域の窓口の連絡先を伝えるとよいでしょう。多くの自治体では、連絡先をカードにして配布しています。また、本人が悩みを話してくるようであれば周産期のケアの一貫として傾聴し、本人の了承のもと保健師と連携をとることが望まれます。DVは児童虐待のリスクにもなります。児の虐待予防のためにも、保健師との連携は重要です。

　また、慢性的なDV被害で自ら助けを求められなくなっている場合もあります。また、逃避や別居したとしても、加害者であるパートナーが追ってくる恐怖により、パートナーから離れた後も精神的な症状を抱えることが少なくありません。たとえ本人からのSOSがなかったとしても、DV被害に気づいた場合は積極的な支援が必要です。

（2）経済的困窮

　行政の生活支援の窓口に相談することが望まれます。このような経済的困難さをもっている妊婦は、他の心理社会的な問題をあわせもっていることが多く、単に生活保護などの金銭面でのサポートだけでなく、総合的な支援を要することが多いです。出産後の子どもの養育についてもリスクがあるため、保健師と連携を密にしながらサポートしていくとよいと考えられます。

5) 育児に極端なこだわりがある場合

Point 子どもの健康や育児に影響を及ぼしかねない強いこだわりのある母親については、そのリスクを本人・家族にしっかりと伝えて認識してもらう必要があります。一方で、ちょっとしたこだわりについてはある程度尊重するのがよいでしょう。また、強迫性障害の症状としてこだわりがある場合は、精神科治療が必要になることもあります。

産後の母親には、何かに強くこだわってしまうことが時にみられます。

(1) 子どもの健康や育児に影響を及ぼしかねないこだわり

たとえば、下記のような母親のこだわりは、母親自身の強固で特有な価値観に基づいていることがあり、周りが説得してもなかなか変わらないことがあります。

- たとえばK2シロップを飲ませない
- 母乳かミネラルウォーター以外飲ませない

医学的な問題が懸念される場合は、リスクを本人・家族にしっかりと伝えて認識してもらう必要があります。

(2) 子どもに影響を及ぼさず、本人や家族の生活に支障をきたさないようなこだわり

こだわりを否定することは、母親と支援者側の関係性を壊してしまうことになりかねません。周囲の人からどんなに不合理に思えるこだわりでも、本人としてはその考えに縛られてしまっていることもあります。子どもに影響を及ぼさず、本人や家族の生活に支障をきたさないようなこだわりであれば、ある程度尊重するのがよいでしょう。

(3) 強迫性障害

こだわりと強迫症状は分けて考えます．こだわりのようにみえて、強迫性障害（以前は、強迫神経症とよばれていたものです）のことがありますので注意が必要です。強迫性障害とは、たとえば、不潔恐怖から赤ちゃんの衣服の洗濯に何時間もかかったり、洗濯に関する自分のルールを実行するために（このようなルールを「強迫症状の儀式」ということがあります）時間がかかりすぎたりして、児に向き合う時間がなくなることです。

強迫症状で日常生活に支障をきたしているようであれば、まず、赤ちゃんの世話に支障をきたしていないかを確認するとよいでしょう。また、育児に支障をきたしていて、赤ちゃんの安全自体が懸念される場合は、保護も検討しないといけません。

強迫性障害の人は、困っていることは自覚していても治療意欲がなく、医療に結びつか

ないケースが少なくありません。本人が困っていることの相談にのって、その解決のために治療を受けることをすすめたり、育児に影響が出ていることを説明して「赤ちゃんのためにも治しましょう」と促したりするのもよいでしょう。強迫性障害については、日常生活に著しい支障をきたしているようであれば、精神科医療機関で専門治療を受けることがのぞまれます。治療にはおもに行動療法（認知行動療法）と薬物療法があります。

6）飛び込み分娩

Point 飛び込み分娩の妊婦は大きな心理社会的リスクありと考え、医療・保健・福祉が連携して、積極的に支援していく必要があります。

適切に妊婦健診を受けず、いきなり妊娠後期に産科を受診して分娩する妊婦は、大きな心理社会的リスクを抱えていると考えられます。妊娠・出産を望んでいないなど、自分の現状認識の問題、パートナーや家族などとの複雑な環境、被虐待歴、DV被害など、さまざまな問題がその背景にある可能性があります。

このような飛び込み分娩の妊婦には、医療・保健・福祉などが連携し、早期から積極的に支援していく必要があると考えられます。医療機関としては、市町村の児童家庭相談主管課や母子保健主管課に連絡し、要保護児童対策地域協議会の個別ケース会議を関係者で行うことが望まれます。そのなかで、お互いがもっている情報を共有し、それぞれの機関が担当する場で必要な支援を行っていくことが必要と考えられます。

7）若年者

Point 若年の母親はさまざまな心理社会的リスクを抱えやすく、積極的な支援が望まれます。

若年の母親は社会経験が乏しく、精神的に未成熟なこともあり、育児に対しさまざまな精神的困難を抱えることが多々あります。若年妊娠はパートナーとの別離の可能性も相対的に高くなります。周りが青春を華やかに楽しんでいるのに対し、自分だけが育児によって生活を制約されているように感じて精神的な孤立感が高まることもあります。若年の母親に対しては積極的な支援が望まれます。

小児科医療機関で「支える」

> Point 自分の子育てに不安を抱える母親、子どもの育てにくさを抱えて悩んでいる母親にとって、小児科医は子どもの専門家の立場から相談にのってもらえ、助言を受けられる貴重な存在です。外来受診時に不安な気持ちを傾聴したり、悩んだときに外来受診しやすい雰囲気をつくったり、場合によっては定期的に外来受診するようにすすめることが、母親にとっての大きな支えになります。

　母親は育児のさまざまなことで不安をもちます。とくに、育児がはじめての母親は、経験したことのないことが一気に押し寄せてきて、大きな不安を抱えていることが少なくありません。子どもの体調が少しでも悪いと、母親は大きな不安にかきたてられることも多々あります。子どもの育てにくさを感じ悩む親は多く存在します。親が感じる育てにくさには、子どもの心身状態や成長発達の偏りなどによるもの、親の子育て経験や知識の不足によるもの、親の心身状態の不調などによるもの、家庭や地域などの親子を取り巻く環境との関係で生じるもの、あるいは支援の不足によるものなど、多面的な要素を含みます[21]。子育てに不安を抱える母親、子どもの育てにくさを抱えて悩んでいる母親にとって、小児科医は子どもの専門家の立場から相談にのってもらえ、助言を受けられる貴重な存在です。小児科医が母親の不安を受け止めて、「そのような気持ちになるのも、その状況であれば無理がない」などと共感しつつ、医療的な事実をふまえて、対処法を母親と相談していくことは、育児の不安・子育ての悩みを軽減することに大きく役立つことでしょう。

　不安が著しく強い場合は、外来受診時に不安な気持ちを傾聴したり、悩んだときに外来受診しやすい雰囲気をつくったり、場合によっては定期的に外来受診するようにすすめることが、母親にとっての大きな支えになります。養育不全や虐待のリスクがあれば、保健師や子ども家庭支援センター、児童相談所などと連携することで、地域での早期介入につながります。

 ## 保健師が「支える」

1）訪問した母親に希死念慮・自殺念慮がある場合

> Point 訪問した母親に希死念慮・自殺念慮があった場合には、十分に時間をかけて丁寧に対応していく必要があります。どのように対応するか一人で抱え込まず、同僚や精神科医

などに協力を求めることが望まれます。家族とも情報共有して、本人と接する際の注意点について話し合います。希死念慮・自殺念慮は問診のなかで語られることがありますが、**EPDS で確認することも有用です。母親と子どもの安全を、関係機関と連携しながら守っていきます。**

（1）希死念慮・自殺念慮の聴取とアセスメント

　希死念慮・自殺念慮の聴取が母親を刺激して自殺を誘発するという考えは正しくありません。聴取自体が自殺を誘発するのではなく、聴取はしたものの本人のこころのSOSサインに援助者が対応しないところに自殺企図の危険が潜んでいます。希死念慮・自殺念慮を聴取する場合は、時間的・精神的なゆとりをもっておかねばなりません。十分な時間をとって希死念慮・自殺念慮の背景にある問題を語ってもらい、傾聴して共感を示しながら、いま現実的にできることを一緒に考えていきたい、と本人に伝えるとよいでしょう。また、大変なケースを一人で抱え込むことは、本人の安全のためにも、援助者のメンタルヘルスにもよくありません。同僚や精神科医などに協力を求めましょう。また、そのような場合、本人の了承のもと、家族に連絡をとり、情報共有をしたうえで、本人に接する際に注意点について話し合うとよいでしょう。

　希死念慮・自殺念慮がある母親は多くはありませんが、新生児全戸訪問をする保健師は、そのような母親に時折出会うはずです。うつ病のときには症状として希死念慮・自殺念慮が出ることがあります。うつ状態と考えられたときは、希死念慮・自殺念慮をアセスメントする必要があります。希死念慮・自殺念慮の有無を把握するには、「EPDS」（p120）の10番目の質問項目「自分自身を傷つけるという考えが浮かんできた」の回答を確認ことが有用です。0．全くなかった、1．めったになかった、2．時々そうだった、3．はい、かなりしばしばそうだった　のうち、2または3と答えた場合が、「希死念慮または自殺念慮あり」の目安になります。

　EPDSを使わなくても、問診のなかで希死念慮・自殺念慮が語られることもあります。希死念慮・自殺念慮が疑われた場合、確認された場合は、本人が何を苦にしてそのような気持ちになっているかを確認します。育児支援チェックリストの情報も参考になるかもしれません。家族の問題など明確な原因が存在することもありますし、産後うつ病や産褥精神病などの症状で、希死念慮・自殺念慮が高まっている可能性もあります。また、不眠が数日続いて、一過性に精神状態が悪化している場合もあります。

（2）希死念慮・自殺念慮が疑われた場合

　希死念慮・自殺念慮が疑われた場合、最初は、「つらくてしようがなくなってしまうことがありますか」「つらくてしようがなくて、思い詰めてしまうようなときがありますか」と聞くとよいかもしれません。

そこで「はい」という返事が聞かれれば、「そのようなとき、死んでしまいたいと思うようなことはありますか」などと聞くとよいでしょう。もし、「はい」と答えるようであれば、「いまはうつ病の状態かもしれないです。うつ病のときには症状として死にたい気持ちが出ることがあるのですが、そのこと自体は病気の症状なので仕方がないことです」と説明するとよいでしょう。「ちょうど、風邪の時に咳が出るようなものです」などと付け加えてもよいかもしれません。治療を受ければよくなることを説明したうえで、絶対に実行に移してはならないことをはっきりと伝え、自殺しないことを約束してもらいます。

(3) 自殺念慮・希死念慮がある場合

自殺念慮・希死念慮がある場合は、精神科医療機関を受診してもらう必要があります。また、自殺念慮・希死念慮があるときは、子どもに危害が及ぶ可能性がないかも考えないといけません。子どもへの気持ちを確認する必要がありますが、そのような時は「赤ちゃんへの気持ち質問票」を実施していればその情報が役立ちます。子どもに対してネガティブな感情が強ければ介入が必要です。母親の精神状態が悪くなれば、最悪の場合、母子心中ということもありえます。母親の精神科治療と一緒に、子どもの安全確保を考える必要があります。このようなときには、

- 母親の安全：精神科医療機関につなぐ（場合によっては入院）
- 子どもの安全確保：子ども家庭支援センター、児童相談所と連携、母子分離（一時保護あるいは、実母あるいは義母に児を預かってもらうなど）

を考える必要があります。

(4) 精神科受診を拒否する場合

希死念慮・自殺念慮があって危ないのだけれど、精神科受診を本人が拒否している場合には、まず希死念慮・自殺念慮について本人の話を傾聴し、話してくれたことを評価します。本人の了解のもと、ケアのキーパーソンとなりうる家族（夫・実母など）に連絡をとるとよいでしょう。本人に内緒に家族に連絡をとってしまうと、その後の本人との信頼関係が厳しくなります。また、説得の際には、本人の困っていることに焦点を当て、困っていることについて、皆で楽になってもらうように皆で考えていきたい旨を伝えるとよいでしょう。

本人が危ない状態で、かつ、家族に連絡をとることすら許可してもらえないのであれば、本人の意思でできるだけ助けを求めてもらいたい旨を説得するとよいでしょう。あわせて、強制力を伴う対処法（本人の精神科病院への入院、児の一時保護など）を行う可能性も考えていきます。

自分で他者に助けを求められなかったり、自分が危ないと判断できなかったりする人こそ、本当に危ない可能性があります。

2) 赤ちゃんの泣き

Point 赤ちゃんが泣き止まないということはどんな赤ちゃんにもありうるということや、泣き止まないときの対処法をできるだけ早い時期（妊娠中のプレママクラスなど）で周知しておくことが望まれます。そのようなことが「乳幼児揺さぶられ症候群」などの乳幼児虐待の予防にもなります。

①赤ちゃんが泣き止んでくれないのはよくあることであるということを知ってもらう

　赤ちゃんが泣き止まないことは、どんな赤ちゃんにもありうることですが、メンタルヘルス不調の母親にとっては時として精神的に非常に追い込まれる原因にもなります。赤ちゃんが泣き止まない際に、精神的に追い詰められた親が泣き止ませようとして赤ちゃんの口をふさいでしまうと窒息や低酸素脳症の原因になりますし、激しく揺さぶってしまうと「乳幼児揺さぶられ症候群」という脳に重大な損傷をきたすような事故につながりかねません。

　赤ちゃんがどうしても泣き止んでくれないような状況がありうること、そういうことがあっても正常であることを両親が知っておくことは、悲惨な事故の予防にもなります。そのような知識を提供する場として、妊娠中の両親学級、健診の場などが有益であると考えられます。

　赤ちゃんの泣きへの対処法として、赤ちゃんが何か欲求のサインを出していないか（たとえば、おむつが汚れていないか、おなかがすいていないか、寝ぐずりか、暑すぎたり寒すぎたりしないか、体調は大丈夫かなど）を考え、また、理由がなくても正常なことと考えることも必要です。

　赤ちゃんの抱っこの仕方やあやし方のコツ、おくるみやスリングの使い方などをお母さんに知ってもらう場として、産科医療機関は非常に重要です。また、紙をくしゃくしゃと丸める音、掃除機やドライヤーの音、音楽などで泣き止むこともあります。

②泣き止まないときの対処法をあらかじめ伝える

　それでも泣き止まないときは、リラックスし、「無理に泣き止ませなくてよい」と考えて、赤ちゃんをベッドなどの安全な場に置いて少し離れてみるということも重要であることを伝えます。また、気持ちが追い詰められているようなときに1人で抱え込まずに、SOSサインを家族あるいは保健師、医療機関スタッフなどに出すことが重要ということを知ってもらうことも重要で、産科医療機関のプレママクラスや産後の育児指導はそのようなことを母親に伝える絶好の場でもあります。

　厚生労働省が作成した広報啓発DVD「赤ちゃんが泣きやまない～泣きへの対処と理解のために～」(http://www.mhlw.go.jp/seisakunitsuite/bunya/kodomo/kodomo_kosodate/dv/

nakiyamanai.html）を利用するのもよいでしょう。

　また、赤ちゃんが泣き止まなくてつらい母親には、家族の協力が得られるようであれば、少し1人になれる時間をつくってみることも有益です。四六時中赤ちゃんと向き合っていないといけないとなると、泣き止んでくれないことが非常に苦しくなり、母親の精神的不調につながりかねません。また、夫が忙しいなどの理由で家族の協力を得られにくいようであれば、人ごみを避けて外に出てみるのもよいかもしれません。外に出て散歩したりドライブしたりすると、案外、赤ちゃんは眠ってくれるかもしれません。そのように、密室の中で泣き止んでくれない赤ちゃんと一緒にいる母親がどんどん追い詰められていくのを避けることを、母親とともに考えることが支援において望まれます。

　また、「乳幼児揺さぶられ症候群」を引き起こすのは、母親のパートナーであることも多く、リスクのある家庭に気づくことが、痛ましい事故を防ぐうえで重要です。

3）"3つの質問票"の活用

Point "3つの質問票"を使うことで、母親の心理社会的リスク・精神状態・子どもへの愛着を系統的にアセスメントでき、支援計画の立案に役立てることができます。

　「EPDS」「赤ちゃんへの気持ち質問票」「育児支援チェックリスト」からなる"3つの質問票"を使うことで、母親の心理社会的リスク因子・精神状態・児への愛着を系統的にアセスメントできます。これらは、母親の支援に生かせる極めて重要な情報となります。「EPDSが11点だからハイリスク」「EPDSが7点だから大丈夫」などという使い方ではなく、これらのスクリーニングを通して、母親に困っていること、悩んでいることを語ってもらう機会になり、また、それらの問題に母子保健関係者が気づく場にもなります。

　各質問でリスクが疑われるところにチェックがつけば、その部分は母親が何か困難感を感じているところかもしれません。質問項目についてリスク因子や精神症状があると答えた項目についてさらに深く聴き、母親の困っていること、悩んでいること、つらい気持ちを傾聴することで、精神面でのサポートにつなげていくことができます。本人の話を傾聴するなかで、本人がどのようなことに一番困っているか、支援のニーズがあるとすればどのようなところかなどを把握していくことができます。また、困っていることに対して、本人がどのようにとらえているか（たとえば、「体がだるくて動けない」という症状を、ただ単に眠れていないからで自分は大丈夫ととらえているか、気持ちが落ち込んでしまっていて動く気力もないと感じているか、など）を知ることもできます。さらに、それ以外に母子保健関係者が気になった質問項目について尋ね、一緒に話し合うことで母親に対する理解や支援につながっていくと考えられます。

4） 向精神薬を内服している母親への対応

Point メンタルヘルス不調の母親が、妊娠中・授乳中に向精神薬の薬物療法を受けるかどうかについては、薬物療法のリスクとベネフィットを総合的に考えて決める必要があります。その際に、催奇形性や胎児・児への影響について注意が必要です。

　精神科の薬を飲んでいる母親の場合、妊娠中・授乳中も継続して薬物療法を受けるかどうかは、リスク・ベネフィットで考える必要性があります。

　とくに第1三半期では催奇形性の問題などがあり、内服は慎重に検討する必要があります。向精神薬の内服については、基本的にリスク・ベネフィットは担当医が判断し、リスクよりもベネフィットのほうが上回ると判断されれば、処方されます。

　妊娠中や授乳中の母親は、胎児や児への向精神薬への移行を非常に心配することが多く、また、パートナーなど家族が向精神薬に対して抵抗感をもっていて、本人がそれに影響されてしまうこともあります。周囲の人のちょっとした一言で、内服の必要があるにもかかわらず中断してしまい、精神症状が再燃・増悪してしまうこともありえます。保健指導の際には、精神科主治医の判断を支持し、本人が安心して向精神薬を飲むことができるような声かけをするとよいでしょう。

5） 支援を希望しないハイリスクの母親への対応

Point 支援を希望しない心理社会的ハイリスクの妊産褥婦に対しては、本人自身が日常生活のなかで困っていることを支援のアプローチの切り口にできるかもしれません。

　母子保健関係者からすると、「この人は支援が必要」と思う人でも、本人は支援を必要と感じていなかったり、拒否したりする人がいます。しかし、本人が望まないとしても、とくに養育の問題など子どもに悪い影響が出てしまうような場合は、子どものためにも支援をしていく必要があります。

　そのような場合には、本人自身が日常生活のなかで何かしら困っていることがあるはずです。本人が困っていることを取りあげ、その部分を一緒に考えていくとよいでしょう。本人の困っていることやニーズに寄り添う姿勢が、本人と支援者が関係性を構築する突破口となり、そこから支援が始まっていく可能性もあります。

　支援者の側は、支援が必要と考えられる母親から拒絶されたとしてもあきらめることなく、その母親とのつながりを切らないような関係づくりが大切と考えられます。本人の困っていることに寄り添い、また、養育不全や児童虐待のおそれがあれば、タイミングを逃すことなく対応していくことが必要です。

6) 発達障害のある母親への対応

Point 育児困難をきたす母親のなかには、発達障害の特性をもつ人が存在します。そのような母親には、その特性に配慮しつつ、本人の困っていることに対応していくことが大切です。

近年、育児困難をきたす母親のなかに、発達障害の特性をもつ人が存在することが母子保健関係者の間で注目されるようになっています。発達障害のなかで、とくに重要なのが自閉スペクトラム症と注意欠如・多動性障害です。

自閉スペクトラム症の特性として、独特なコミュニケーションパターン、何かに固執してしまうことがあげられます。また、注意欠如・多動性障害の特徴として、注意が散漫、片付けが苦手、落ち着きがなく会話をしていても話が拡散しやすいなどの特徴があります。自閉スペクトラム症と注意欠如・多動性障害が合併することも多くあります。また、これらの発達障害の特徴は、他の精神疾患でも認められることがあり、診断が難しいことも多々あります。

母子保健にかかわるスタッフは、「この人、発達障害かな？」と思うことがあったとしても、「発達障害」のレッテルを貼るのではなく、特性に配慮しつつ本人の困っていることに対応していくのが大切です。

4 精神科医療機関で「支える」

精神科で母子をサポートする場合、母親本人だけでなく、その子ども、場合によっては他のきょうだいや父親などをサポートする必要があるところが、一般成人の治療と異なります。母子をサポートしていくうえで精神科ができることは限られているため、多くの場合、地域の母子保健との連携が必要になります。

1) 治療の選択

Point 妊娠中・授乳中にメンタルヘルス不調の母親に精神科治療が必要と考えられた場合には、心理社会的介入（心理療法・精神療法・環境調整）や薬物療法などの治療の選択肢について、それぞれのリスクとベネフィットを本人や家族に説明し、治療選択について一緒に考えていきます。

妊娠中・授乳中に、メンタルヘルス不調の母親に対して精神科治療が必要と考えられた場合には、その母親が治療に対してどのようなニーズをもっているか、心理社会的（環境面）の状況、治療の有効性、過去の治療内容と治療反応性、薬物療法を行うとすれば治療のコンプライアンスやリスク・ベネフィットなどを総合的に考えます。心理社会的介入（心理療法・精神療法・環境調整など）や薬物療法などの治療の選択肢について、それぞれのリスクとベネフィットを本人や家族（パートナーなど）に説明し、どのような治療を選択していくかを一緒に考えるのがよいでしょう。妊娠中や授乳中の母親の多くが、向精神薬の治療に対して不安をもちます。

　本人や家族との話し合いで心理療法を選択することになった場合、有効性のエビデンスのあるものとして認知行動療法・対人関係療法などがあります。

　また、心理社会的介入や薬物療法以外の治療として、運動療法もあります。周産期の気分障害に対するスコットランドの治療ガイドライン（Scottish Intercollegiate Guidelines Network；SIGN）は、予備心拍数（安静時心拍数と最大心拍数の差，heart rate reserve；HRR）の70〜80％にあたるエネルギー消費量の運動を週3回以上行うことを、産後のうつ病の患者に対する治療選択肢の1つとしてあげています[22]。

2）妊娠・授乳中の向精神薬の処方の考え方

　薬物療法を受けることのベネフィット、受けないことで生じるリスクをひと通り、本人と家族（パートナーなど）に説明し、本人と家族の意思を尊重しつつ一緒に最適な治療を選択していくことが重要であると考えられます。

　精神科治療として薬物療法が必要であるにもかかわらず、その治療を受けずに精神状態が悪いままでいることは、単に母親の精神状態の問題だけにとどまらず、母親の身体面、胎児や生まれた後の子どもの発達にも影響を及ぼす可能性があります。

（1）薬剤の胎児への影響

Point 胎児の器官が形成される時期に向精神薬に暴露されると催奇形性のリスクが高まりますが、薬物療法を受けないとしても小奇形・大奇形を生じる確率が一定程度（2〜4％）存在することを本人と家族に知っておいてもらうことが重要です。また、妊娠中に向精神薬を内服していると、出産後に新生児不適応症候群（PNAS）を起こすことがあります。

　胎児の器官が形成される時期に向精神薬に暴露されると、催奇形性のリスクが高まります。妊娠4週から7週に重要臓器が形成されますが、8週から12週も口蓋・耳・外性器などの器官が形成されるなど、器官によって形成時期が異なり、薬剤の影響を受けやすい時期も異なります。妊娠中期以降は奇形の心配はなくなるものの、胎児毒性の観点から、

妊婦への薬剤投与には注意が必要です。向精神薬での胎児毒性としては、後述する新生児不適応症候群（poor neonatal adaptation syndrome；PNAS）などがあります。

薬物療法を受けずとも、そもそも一般人口において胎児が小奇形・大奇形をもつ割合は2〜4%です（Brent & Beckman, 1990；Brockington, 1996）。また、自然流産の頻度も高く（約15%）、器官形成期に向精神薬を内服していてもいなくても、奇形や自然流産のリスクはすべての妊娠でありうることを、向精神薬の内服を検討している妊婦やその家族に理解してもらったほうがよいでしょう。

- **新生児不適応症候群（PNAS）**

妊娠中に内服した向精神薬が胎児に移行していると、出産後に一種の離脱症状を起こします。それが新生児不適応症候群（PNAS）です。PNASは小児科でしっかりと管理することで大きな問題は起こらないので、PNASを起こさないように向精神薬を処方しないのではなく、リスクとベネフィットを考えて、治療を選択することが重要です。

（2）妊娠中期における向精神薬処方の注意点

Point 妊娠中に向精神薬を処方する際には、催奇形性のリスクに注意する必要があります。リスクとベネフィットや他の治療選択肢を総合的に考慮して、治療内容を選択していきます。

女性に催奇形性のある向精神薬を処方している場合、妊娠については計画的に行うこと、妊娠の可能性のある際には事前に主治医に相談して内服薬の変更などについて相談することを、本人や家族に知っておいてもらう必要があります。一方で、そのようなことを説明していても、予期せぬ妊娠をしてしまうこともあります。催奇形性のある薬剤を内服していて予期せぬ妊娠をした場合は、速やかに内服薬の変更などについて対応する必要があります。

また、妊娠中は、血中濃度に変化をきたしやすいので、炭酸リチウム、バルプロ酸ナトリウム、カルバマゼピン、ラミクタールなどを内服中の妊婦は、血中濃度をチェックすることが望ましいです。

- **抗うつ薬**

妊娠初期の内服による催奇形性については、問題ないとする報告、リスクを増やすとする報告の両方があります。基本的にそれほど重篤な問題を起こすことはありません。出産まで内服していた場合、新生児不適応症候群（PNAS）が起こることがありますので、小児科医による新生児管理が必要です。

- **抗精神病薬**

現在のところ、抗精神病薬を妊娠初期に内服することによる催奇形性は、とくに問題ないと考えられています。出産まで内服していた場合、新生児不適応症候群（PNAS）が起こることがありますので、小児科医による新生児管理が必要です。

- **ベンゾジアゼピン系抗不安薬・睡眠薬**

現在のところ、ベンゾジアゼピン系薬剤による催奇形性は、とくに問題ないと考えられています。出産まで内服していた場合、新生児不適応症候群（PNAS）が起こることがありますので、小児科医による新生児管理が必要です。

- **抗てんかん薬**

抗てんかん薬のなかで、バルプロ酸ナトリウム、フェニトイン、フェノバルビタール、カルバマゼピンは、器官形成期に内服すると催奇形性のリスクが高まるため、他の薬剤への変更を考慮しつつ、妊娠中にてんかんを良好にコントロールする必要があります。

とくにバルプロ酸ナトリウムを器官形成期に内服すると、神経管閉鎖不全などの先天奇形や児の認知機能が低下するリスクが指摘されており、できるだけバルプロ酸ナトリウムを使わず、かつ、抗てんかん薬単剤で治療することが推奨されています[14,22]。

- **抗躁薬**

炭酸リチウムを器官形成期に内服すると心奇形をはじめとした催奇形性のリスクが指摘されており、他の薬剤への変更が望まれます。

(3) 授乳中における向精神薬処方の注意点

Point 授乳中に内服した向精神薬が子どもに移行する量は、妊娠中に比べると少ないものの、移行量が多く注意が必要な薬剤もあります。

授乳中に内服した向精神薬が子どもに移行する量は、妊娠中での内服に比べると少ないものになります。一方で、フェノバルビタール、エトスクシミド、プリミドン、炭酸リチウム、ラモトリギンなどは、子どものへの移行量が比較的多く注意が必要です。炭酸リチウムは母乳への移行量が高く、母乳移行により間接摂取した子どもの腎機能や甲状腺が異常をきたすリスクがあります。そのため、炭酸リチウム内服中の母親は授乳を避けるべきです。

クロザピンが子どもに移行すると、無顆粒球症を起こすリスクがあるため、クロザピン内服中の母親は授乳を避けるべきです。

ベンゾジアゼピン系薬剤を投与する場合などは、作用時間の長い薬剤は児に移行して代謝しきれずに効果が蓄積することがあるため、作用時間の短いものが望まれます。

日本で販売されている向精神薬は添付文書上、
「1．妊婦又は妊娠している可能性のある婦人には、治療上の有益性が危険性を上回ると判断される場合にのみ投与すること（妊娠中の投与に関する安全性は確立していない）」
「2．授乳中の婦人に投与する場合には、授乳を中止させること（ヒトで乳汁移行が認められている）」などと書かれていることがほとんどです。しかし、これは、安全性が確立されていないからというだけで2．のような記載になっていますが、海外のガイドラインでは、授乳は一律に禁忌とはなっていません。

授乳をしても移行量が少ないため、ほとんど影響がみられないことが多く、また、母乳栄養のメリットを考え、向精神薬の内服と授乳を両立させることが望ましい場合が多いです。

乳汁への移行が大きな薬剤の投与は可能なかぎり避けつつ、授乳と向精神薬内服のリスクとベネフィットを考えながら、本人や家族とともに授乳と向精神薬をどのようにするかを決定するのがよいと考えられます。詳しくは、海外のガイドラインなどを参考にしてください。

> **妊娠と薬情報センター**
> 　国立成育医療研究センターでは、厚生労働省事業「妊娠と薬情報センター」を設置して、患者様からの妊娠中・授乳中の服薬に関する相談について対応しています。患者様の利用については、下記のサイトをご覧ください。
> https://www.ncchd.go.jp/kusuri/

3） 環境調整

Point メンタルヘルス不調の妊産婦の療養において、環境調整は極めて重要です。夫や実母などによる家事・育児のサポートを増やす、夜間睡眠をとってもらえるようにする、公的サービスを使うなどにより、本人の負担を軽減することも重要です。

家庭内における環境調整は、メンタルヘルス不調の妊娠中・授乳中の母親の療養に非常に重要です。産後の精神状態が悪い場合は、夫や実母のサポートを増やしてもらうことを提案し、場合によっては家族に病院に来てもらって一緒に相談するとよいでしょう。また、精神的な回復には、しっかりと睡眠をとることが必要です。夜間の授乳については、搾乳しておいたものやミルクを夫や実母に授乳してもらうなどして、本人の負担を減らす工夫をするとよいと考えられます。保健師に連絡して、ヘルパーや緊急一時保育などの社会資源の利用を調整してもらうことも有益です。

地域で連携して「支える」

> **Point** 関係者が集まる定期的な多職種ミーティングのセットアップは、メンタルヘルス不調の母親やその子どもを支援する多職種地域連携のネットワークづくりの土台となります。

　メンタルヘルス不調の母親やその子どもを支援する多職種地域連携には、「顔の見える連携」の仕組みづくりが重要です。関係者が集まる定期的な多職種ミーティングのセットアップは「顔の見える連携」の土台づくりになります。そのような多職種ミーティングには精神科医や臨床心理士の参画が望まれますが、母子保健活動にかかわっている精神科医や臨床心理士は少ないのが現実です。一方で、多くの自治体が精神保健福祉相談を行っています。地域母子保健の多職種地域連携のハブとなる保健師などが多職種ミーティングを立ち上げ、精神保健福祉相談の嘱託医へ参画を打診したり、保健師が困ったケースのスーパービジョンを受けたりすることは、地域母子保健におけるメンタルケアの体制づくりに有用です。また、総合病院精神科の精神科医も多くの妊産婦のメンタルケアにかかわっているはずですので、そのような精神科医に参画してもらうのもよいでしょう。そのような人的リソースが望めず、保健師をはじめとした地域母子保健の関係者のみになった場合でも、ミーティングを開くことには非常に意義があります。

COLUMN

家族全体を支える

　母親の子どもとの関係の背景には、その母親の親・祖父母など家族との物語があります。個々人の経験と歴史がその物語を経験しています。

　相手の物語を理解しようとすることが、母親を理解するのに役立ち、また、その後、どのように母親を支えていけばよいか、母親と一緒に考えていく際の基盤になります。

　その意味で、母親の支援の際には（とくにハイリスクアプローチでは）、母親の家族との関係を母親に聞いてみるとよいでしょう。

　母親と子ども、家族を取り巻く環境を理解し、適切な支援をサポートするツールとしてジェノグラムやエコマップがあります。ジェノグラムとは3世代以上の家族の人間関係を図に表したものです。家族や周囲の人間関係、大きなライフイベントなどを視覚的に理解しやすくなります。また、エコマップは支援の対象となる人を中心として、その周辺にある家族や社会資源とのかかわりを線や記号を用いて表したものです。支援に活用できる社会資源を知り、支援体制を整備するのに役立ちます。家族全体の支援を考えるうえで、これらのツールを利用することは有益です。

第4章
実際の対応事例

症例1	産後にうつ状態となった母親への支援
症例2	自閉スペクトラム症の特性のある母親への支援
症例3	統合失調症の妊婦への支援
症例4	産前から強迫症状があった母親への支援
症例5	精神発達遅滞のある母親への支援
症例6	乳児訪問で自殺念慮が強いことが明らかになった母親への支援
症例7	新生児健診で気づかれた産後うつ病の母親への支援

第4章 実際の対応事例

メンタルヘルス不調の母親に気づき、関係機関と連携をとった後に、どのように自分の施設でサポートしていくか

これまで「気づく」「つなぐ」「支える」の3つのテーマに沿って、メンタルヘルス不調の母親のサポートについて述べてきました。本章では、具体的な事例をもとに、どのように「気づいて」「つないで」「支えて」いけばよいかを考えていくことにします。なお、事例はすべて架空のものであり、特定の個人のものではありません。

ポイントは、お母さんの精神面、お母さんを取り巻く心理社会的問題、育児上の問題を総合的にアセスメントし、どのような助言ができるか、どのような資源を利用できるか、今後どのようなプランを立ててサポートしていけばよいかを考えることです。

アセスメントやサポートプランは、1つの問題のみに注目しすぎて偏ったものであってはなりません。そのお母さん、子ども、家族全体を考えて、いま「このお母さん、子ども、家族には何が必要か」と考えながらサポートしていくことが重要です。

経験を積んだ母子保健の専門職は、総合的な見立ての方法を自然と身につけているでしょうが、メンタルヘルス不調のお母さんにかかわるのはそのようなベテランの専門職ばかりではなく、経験の浅い人もいます。保健師が「このお母さん『気になる』」と直感的に思っても、その「気になる」が具体的に「何をもってして（どんな症状で）」「なぜ」気になるのかということについては、こころの問題の専門職でないと言語化するのは難しいこともあります。しかし、保健師は妊産婦メンタルケアの多職種連携において、さまざまな職種をつなぐ中心的な役割を担います。「気になる」をできるだけ他の職種、他の機関の人にもわかるように言語化し、共通認識を構築していくことが重要です。どのようなスタッフがかかわっても一定の水準の見立てを行い、同僚や多職種と共有できるようなサポートプランをつくるためには、第3章で紹介したフォーミュレーションの考え方、アセスメントシートの活用が有用です．

各事例でアセスメントシートをどのように活用し、支援に結びつけたのかを見ていきましょう。

なお、本章で紹介する症例は架空のものであり、実在の患者様やご家族とは一切関係ありません。

症例1　産後にうつ状態となった母親への支援

Aさん、37歳

第2子を妊娠中。上の子は4歳女児。夫と3人暮らし。産科外来で精神疾患の既往が明らかになった。前回出産時に産後うつ病から寝たきり状態となり、夫が仕事を頻繁に休んで育児・家事・本人のサポートをしていました。精神科は受診せず、産後半年で東洋医学のクリニックを受診し、体調を整える漢方薬を処方されたが効果はなかった。寝たきり状態が続いていたため、出産から1年後に近くの精神科を受診した。同院で抗うつ薬（セロトニン再取込阻害剤（SSRI））を処方され、その1カ月後には寝たきり状態が改善した。以後SSRIを継続内服していたが、今回の妊娠を機にSSRI内服を中止したとのことである。

 気づく

この症例では、
- 抗うつ薬を飲んでいた
- 現在も精神科に通院している
- 産後うつ病の既往がある
- 上に4歳の女児がいる

ことがポイントとなります。

まずは、Aさんに対するソーシャルサポートはどのような状況かを確認しておいたほうがよいです。助産師が確認したところ、実母と義母の手伝いは望めないものの、夫は非常にサポーティブであることがわかりました。

SSRIは抗うつ薬として現在主流の治療薬です。現在も精神科に通院しているという人は、単に精神疾患の既往がある（たとえば、何年か前まで精神科に通院していたなど）という人よりも、メンタルヘルス不調になりやすいので要注意です。とくに産後うつ病の既往があるということですから要注意です。前回の産後うつ病の際には、寝たきり状態であったにもかかわらず、母子保健のサポートを十分に受けられていませんでした。前回出産時の全戸訪問の際には、まだ調子が良かったなどの理由で、支援から漏れ落ちていた可能性があります。産後うつ病の既往のあるAさんのようなハイリスクケースには、妊娠期からの支援が必要でしょう。

また、Aさんが精神的に不調になれば、上の子の育児と今回生まれる子の世話に支障をきたすことが懸念されます。

第4章　実際の対応事例

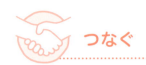 **つなぐ**

　Aさんの了解を得て保健師につなぐとよいでしょう。新生児訪問の時期を早めてもらうなど、保健師に注意してかかわってもらうことが望まれます。

 支える

　現在落ち着いていれば経過観察し、妊娠経過中にうつ病の再燃がないかを注意します。また、産後は、健診などの場面で、産後うつ病の症状に注意するとよいでしょう。分娩入院中から、マタニティーブルーズがないか、精神症状の悪化がないか、児への愛着に問題はないかなどに注意するとよいでしょう。産後2週から1カ月の間にはその兆候があることが多いので、産後2週の母乳外来や育児指導に誘って、心身のケアをしてもらうのもよいと考えられます。

●その後の経過

　妊娠中の精神状態は安定していたものの、産後3日目から「家に帰ってから育児ができるか不安でつらい」との訴えがありました。スタッフの訪室時も流涙が見られました。また、前回の出産時と同様に、母乳の出が悪いことを非常に苦にしていました。

　当初、マタニティーブルーズが考えられましたが、産後うつ病への移行も懸念されました。不安感や抑うつ感はあるものの、希死念慮・自殺念慮はないため、産科スタッフは入院中の経過を見つつ、退院後すぐにかかりつけの精神科を受診してもらうことにしました。

　助産師は、産後2週間後に母乳外来を予約しました。Aさんに保健師もサポートしてくれることを説明し、Aさんの了承を得て、病院のソーシャルワーカーから地域の保健師に連絡しました。妊娠届出書提出時の面接で、産後うつ病の既往があることがわかったので、注意してフォローすることにしていたとのことでした。病院と保健師で連携してサポートしていく体制ができました。退院後は、できるだけ早く保健師に訪問してもらうことになりました。

　産後5日の退院後、保健師が自宅を訪問しました。Aさんは苦しくても我慢してなかなか自分から周りの人にSOSを出せなそうに見受けられました。つらくてしようがなくなったときは、必ず保健師に連絡してもらうこととし、また、保健師からも訪問したり電話をかけたりしてフォローアップすることにしました。また、夜間の授乳は搾乳しておいた母乳で夫に対応してもらうこと、家事・育児の負担はできるだけ減らして療養してもらうことをすすめました。

　同日、かかりつけの精神科を受診しました。不安・抑うつ状態は続いていましたが、保護を要するレベルではなく経過観察が可能であり、マタニティーブルーズとして自然軽快

していく可能性が考えられました。Aさんは、母乳への移行を心配してできるだけ薬を飲みたくないと希望しました。精神科の担当医は向精神薬を処方せず、保健師と同様の療養のアドバイスがありました。

　産後2週の再診時にうつ状態が持続していたため、精神科の担当医は産後うつ病を考え、抗うつ薬を内服することをすすめました。処方する抗うつ薬は母乳への移行が少ないこと、母親の精神状態が早く回復したほうが子どもへの良い影響が考えられることなど、抗うつ薬内服によるメリットとデメリットを考えた場合、メリットが上回ることを説明したところ、Aさんは抗うつ薬による治療を受けることに了承しました。

　その後、産科母乳外来を受診しました。Aさんから精神科での薬物療法を聞いた助産師は、1カ月健診時に産科外来でも精神状態をチェックすることにしました。1カ月健診時では、精神状態、抗うつ薬の内服状況、育児状況を確認しましたが、とくに問題はありませんでした。母乳や身体的なトラブルもとくにありませんでした。

　抗うつ薬による治療により、Aさんの精神状態は回復していきました。精神科の担当医は、外来においてAさんの精神状態のみならず、母子関係や育児状況、育児を支える家庭環境にも注意していました。子どもへの愛着も良好で、育児状況も問題なく、産後うつ病は回復したと考えられ、産後8カ月で精神科の通院は終了となりました。

● **まとめ**

　母乳外来や育児指導で、助産師がメンタルヘルス不調の母親の体のケアをすることは、心のケアにもつながることが期待できます。産後直後の母乳外来や育児指導は、貴重なメンタルケアの場でもあります。産後うつ病は、周産期メンタルヘルスの問題でも頻度が高く、Aさんの事例のように、前回の出産時に産後うつ病の既往があるケースでは再発のリスクを考え、再発の予兆があれば早期介入することが重要です。

Aさんのこころのサポートシート　　　記入日：〇年〇月〇日（自宅初回訪問時の記録）

お母さんの名前　　A	担当者　　〇〇

お母さんを取り巻く環境面
#1．4歳の子どもがいる。前回の出産時には産後うつ病で育児が困難であった。
#2．実母、義母の援助が見込めないものの、夫は非常に協力的で本人を支えている。

身体の状態
☐ 傷の痛み　　　☐ 母乳　　　☐ 他の身体の不調（特記すべきことなし）

精神の状態
☑ うつ　　　☑ 不安　　　☑ 困ったときにSOSが出せない

精神疾患の既往、身体疾患の既往、治療状況
産後うつ病の既往あり。前回の出産から1年後に精神科で抗うつ剤による治療を受けていた。
身体疾患の既往なし。

EPDS　　19　　点

赤ちゃんへの気持ち質問票、育児支援チェックリストで気になった点
愛着はとくに問題なし

会ったときの様子
会った当初から沈んだ表情。今の気持ちのつらさのことを話しはじめると涙を流す。

子育てで気になること
愛着の問題（あり、(なし)）　　　育児スキルの問題（あり、(なし)）
うつ状態はあるものの、子どもに対してイライラすることはない。

お母さんについて心配な点
産後うつ病の再発

お子さんについて心配な点
うつ状態で母親（Aさん）が育児困難をきたしている。

保健指導
無理をせずに休めるときにしっかり休んでもらう。睡眠の指導

利用する資源
助産院のデイケア、〇〇メンタルクリニック

今後の支援プラン
産後うつ病の悪化に注意していく。子どもへの養育状況に注意していく。精神科での治療状況を確認する。定期訪問と電話面接を行う。

症例2　自閉スペクトラム症の特性のある母親への支援

Bさん、36歳

　初産。40週自然分娩。妊娠中は夫と2人暮らしであった。Bさんの実家は自宅から非常に遠く、実母が通いで育児を手伝うことは困難であるが、Bさんや孫の世話をすることに協力的であり、産後は1カ月ほど実家に帰ることになっている。夫はBさんに共感的ではなく、Bさん自身も不安な気持ちを夫に相談できない。

　入院中から、大部屋で自床が窓際になることにこだわり、途中で部屋が変更になったことに激しく腹を立てて、スタッフに強い口調で抗議した。また、自分の持ち物を床に広げるようにし、他の妊婦のベッド近くの床にも自分の持ち物やバッグを置いて、看護師から注意を受けた。入院中の水分摂取は、自分が普段飲んでいるミネラルウォーターにこだわり、大量に病院に持ち込んでいた。出産時にとくに問題はなく、出産後の子どもの全身状態にも問題はなかった。産後2日より「私、この子を育てていけるかわかりません」と涙ながらに看護スタッフに訴えた。育児指導の際は、物を扱うように子どもを無造作に抱きかかえ、また、あやしたりすることも乏しく、まるで観察するように絶えず子どもの顔をのぞき込んでいた。自分から子どもにかかわることも乏しく、ナースステーションに預けたまま、引き取りに来ることもなかった。退院後は、自宅近くにある実家で療養することになっていたが、養育が懸念されたため、Bさんの了承を得て、病院から保健師に連絡した。入院中に保健師がBさんと面会をした。「EPDS」は21点と高く、面談中に、子どもに対する不安に加え、Bさん自身のうつ状態が疑われたため、精神科を紹介することとなった。精神科では産後うつ病が考えられ、抗うつ薬による治療が開始された。なお，精神疾患の既往、身体疾患の既往として特記すべきことはない．

気づく

　入院当初から本人独自のルールやこだわりがみられます。出産当初は、メンタルヘルスの不調、子どもへの愛着の乏しさがあります。

　実母はBさんや孫の世話に協力的であるため、今後の支援については、実母を交えて検討していくとよいと考えられます。

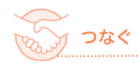 つなぐ

　Bさんは、メンタルヘルス不調や養育の問題が懸念されたため、産科と保健師との間、保健師と精神科との間で連携しました。

 支える

　産後に過度の不安を認めました。出産・育児が初めてで、先の見通しが立たないことが、Bさん特有の認知に由来する不安を増悪させていると考えられます。

　そのような不安な気持ちに寄り添いつつ、本人のメンタルケアと育児を支援していく必要があります。また、授乳のこと・産後の身体の回復については産科スタッフが、育児のことは保健師や子育て広場スタッフが、産後うつをはじめとするメンタルヘルスのことは精神科医が支援するといったように、母子保健関係者がそれぞれの持ち場で、Bさんに見通しをもたせてあげるようなかかわりが重要と考えられます。自分の子どもとどのようにかかわればよいのか戸惑っているBさんに対して、子どもとの関係性を支援することが必要です。入院中の育児の様子からは、子どもへの愛着・養育不全の懸念があります。はじめての子どもを育てること、大きな環境の変化から、Bさん自身の不安が非常に強まっている可能性があります。不安を受け止め、不安なことについて一緒に考えていくような対応が必要と考えられます。

　Bさんは子どもへの愛着が懸念され、メンタルヘルスも不調であったため、入院期間を3日間延長しました。そうすることで、Bさんには育児スキルを身につけながらこころの準備をしてもらうことができ、また、産科スタッフは退院後に子どもの安全を確保できるなどをアセスメントする機会を得ることができました。

●その後の経過

　Bさんは子どもの世話のスキルもおぼつかず、これからどのようにして育児をしていけばよいかわからなくて、不安が強まっていました。その不安を和らげるように配慮しつつ、助産師が育児スキルを指導することにしました。Bさんは精神状態が不安定で不眠も続いていたため、ゆっくりと心身の休養をしてもらうようにしました。3日間延期した入院中に地域保健師に連絡して、退院後のサポート体制を整備することにしました。当初、Bさんは保健師の介入を嫌がっていましたが、何度か訪問を受けるうちに信頼関係が構築され、保健師も定期的に訪問したり、電話をかけたりするなどして、育児状況を確認しつつBさんの相談に対応しました。自宅に帰った後、育児ができないのではないかという不安や、子どもが自閉症ではないかという不安が入院時よりも強くなり、うつ状態となりました。マタニティーブルーズが強く、産後うつ病の発症が懸念されたため、保健師の紹介で

精神科の外来に通院することになり、抗うつ薬による治療が開始されました。

精神科の外来では、子どもの世話をするというよりも、異常がないか観察しているような様子がみられました。時折、子どものしぐさに対してにこやかに反応する様子が見られ、担当医はBさんとうれしい気持ちを共有し、そのようなBさんの態度を肯定することを心がけました。外来では、時間の経過とともに、Bさんの子どもに対する情緒的な応答に改善が見られていきましたが、子どもの成長・発達に対する不安は依然として続いているため、保健師が育児の相談に対応しフォローアップしていくことにしました。また、Bさんに他のお母さんの赤ちゃんへのかかわりを見てもらうのもよいと考えられ、保健師が地域の子育て広場をすすめ、週2回ほど通うようになりました。Bさんは世間話程度はするものの、ママ友とよべるような関係は築けていないようでした。子どもは抱っこされると反り返るようにして大泣きすることが多く、夜泣きもひどくてBさんは夜間不眠になりがちでした。子育て広場のスタッフは、広場に通ってきてくれていることを評価し、Bさんの育児に対する不安を傾聴しました。そのようななかで「最初は子どもにどう接していいかわからなくていろいろなことが心配でしたけど、最近はすごくかわいいと思えます」との発言もあるようになりました。

●まとめ

Bさんのように、独自の思い込み、こだわりなどに関連する特有の認知がある場合、母親自身が自閉スペクトラム症の特性を有している可能性があります。また、新しい環境への不安は、妊娠中にはあまりなくても、出産後に急激に生じることがあります。本人や子どもにとって問題なく、他者に迷惑がかからないようなこだわりであれば、ある程度尊重して対応するのが、本人との関係性を構築するうえでもよいと考えられます。

急激に不安を生じ、パニックのようになっている母親に対しては、産後4～5日の入院期間中に、本人の精神状態や養育の可能性をアセスメントする必要がありますが、時間は限られています。そのため、Bさんのように入院を数日間延長するのもよいと考えられます。近年では、そのような産後ケアの取り組みに対して、市町村の公的助成があるところも出てきました。

出産後のメンタルヘルス不調は、その時期だけでなく、子どもの成長・発達段階に応じて、さまざまな不安を生じます。Bさんの場合でも、産後うつ病を発症した後、子どもの育てにくさの問題で悩んでいます。そのようなBさんに対して、産科医、助産師、看護師、保健師、子育て広場スタッフ、精神科主治医などが、それぞれの立場で母子への支援を実施しました。

このような症例では、母子のライフサイクルに応じて今後もさまざまな問題をもつ可能性があります。母子にかかわる関係職種が必要に応じて切れ目のない支援を行っていくことが重要であると考えられます。

Bさんのこころのサポートシート　　　　　　　　　記入日：〇年〇月〇日（第1回目）

お母さんの名前　　B	担当者　　〇〇

お母さんを取り巻く環境面
＃1．Bさんはこだわりが強い。
＃2．子どもが自閉症であると確信している。息子の異常さを発見するのに熱心なあまり、息子に十分にかかわれていない。

身体の状態
　□　傷の痛み　　　□　母乳　　　□　ほかの身体の不調（特記すべきことなし）

精神の状態
　☑　うつ　　　　　☑　不安　　　□　困ったときにSOSが出せない

精神疾患の既往、身体疾患の既往、治療状況
　特記すべきことなし。

EPDS　　21　点

赤ちゃんへの気持ち質問票、育児支援チェックリストで気になった点
　育児に対する不安が強い。

会ったときの様子
　不安の強い表情。保健師にあまりかかわってほしくなさそうな様子。

子育てで気になること
　愛着の問題（あり）　　　　育児スキルの問題（あり）
　うつ状態はあるものの、子どもに対してイライラすることはない。産科入院中は、赤ちゃんを無造作に抱きかかえていたとのこと（現在は改善）。

お母さんについて心配な点
　子どもへの愛着、過度の不安、産後うつ

お子さんについて心配な点
　特記すべきことなし。

保健指導
　「今はまだ、子どもと目が合わなくても当たり前の時期なので、心配いらない」と本人に伝えた。

利用する資源
　保健師の定期訪問、子育て広場の利用

今後の支援プラン
　当面、実家に帰ることになり、実家のある地域を担当する保健師と院内関係者でカンファレンスを行う。実家から夫の家に戻る前に、移管（実家の地域の担当保健師→夫家の地域の担当保健師への申し送り）の手続きをとる。
　他の子どもや母親に接してもらう機会として子育て広場を紹介する。子育て広場に行った後の母親の反応に注意する。かえって不安が高まるようであれば、母親の不安に対して相談にのる。

症例3　統合失調症の妊婦への支援

Cさん、32歳

　高校2年生（17歳）のときに、被害妄想・幻聴のため「家にいたら殺される」という恐怖で家を飛び出し警察に保護され、3カ月間B病院精神科に入院した。退院後、同院外来に通院していた。事務のアルバイトをしていた職場で現在の夫と出会い結婚し、今回の妊娠に至りC病院産科を受診。精神科から処方されていたリスペリドン3mg／日内服を妊娠10週に自己判断で中断した。その後、精神状態が不安定になり、今回の妊娠についても「自分が無事に赤ちゃんを産めるか」「赤ちゃんを産んだ後に自分が育てられるか」などと非常に不安が強く、外来のたびに妊娠経過について同じような質問を産科医や助産師に何度も繰り返し、長時間話している間にさらに不安が増悪していく悪循環があった。妊娠20週で産科からの紹介によりC病院精神科外来受診となった。

気づく

　この症例では統合失調症の精神疾患の既往が大きなポイントです。他に確認しておいたほうがよいこととして、
- 家族のサポート状況
- かかりつけの医療機関はどこか
- 現在、精神科の薬を処方されているか、その薬をしっかりと飲めているか
- 妊娠中（授乳中）に向精神薬を飲むことを本人はどのようにとらえているか
- 精神科のかかりつけ医療機関に定期通院できているか
- これまで一番具合が悪かったときはどのような状態だったか

などがあげられます。

　また、産科として、Cさんの症状が増悪した際に、自機関で対応が困難になる可能性がないかどうかの見極めも大切です。精神科が併設されていても、精神科病棟がない総合病院も多く存在します。症状が増悪した場合に閉鎖病棟での管理が必要になる可能性があるケースについては、精神科病棟がある総合病院での産科管理が望まれます。

つなぐ

　この症例では、産後の養育困難のリスクがあり、早期から地域保健師の支援を受けたほ

うがよいと産科医・助産師が判断し、本人の了承を得て地域保健師に支援を依頼しました。また、産科医は定期的に院内の精神科医と相談して、精神症状の経過を把握しました。

　統合失調症の妊婦のなかには、抗精神病薬の治療を受けていても、胎児への影響を気にして妊娠中に内服を自己中断してしまう人がいます。そのような際に、次第に精神症状が悪化してくる可能性があります。精神科への通院自体を中断してしまうと、精神科の主治医も対応できません。統合失調症の既往がある妊産婦に対応する母子保健関係者は、抗精神病薬が現在処方されているか、自己中断になっていないかについても注意する必要があります。

　統合失調症の母親の一部には、養育が困難な人がいます。決してすべての統合失調症の母親に当てはまるのではなく、あくまで一部の人であるという認識が重要です。子どもの養育不全のリスクがある統合失調症の妊婦については、本人の了承を得て妊娠中から地域保健師につないでサポートしてもらうことが有益であると考えられます。Cさんの場合のように、自ら養育への不安を妊娠期から訴えているような妊婦には、妊娠期から積極的に地域保健師と連携していったほうがよいでしょう。

　院内に精神科がなく、かつ、どこの精神科に紹介すればよいかわからない場合は、本人の了承を得て保健師に相談し、保健師から精神科につないでもらうとよいと考えられます。産科⇔保健師⇔精神科といように、保健師が地域多職種連携のハブとなります。特定妊婦のケースでは、保健師を通じて地域の関係者が情報共有をすることも可能になります。

 支える

　出産に対する不安について、地域の精神科医・保健師と連携しながら、Cさんが出産を迎えるのをサポートしていくのがよいと考えられます。妄想については、医療スタッフがあまり聴きすぎると妄想が引き出されて広がってしまい、かえって本人の具合が悪くなることがあります。相談があまりにも堂々巡りになってしまうようであれば、本人の不安な気持ちに共感しつつ、いったん途中で話を区切ることで、本人の具合が悪くなってしまうのを避けられます。また、Cさんの場合のように、このような妊婦への対応に困っていて院内に精神科医がいるのであれば、相談するとよいでしょう。

　Cさんは、抗精神病薬内服の自己中断歴があります。自己中断については、なかなか本人が精神科主治医には言いづらいこともありますから、産科でもそれとなく本人に尋ね、自己中断になっているようであれば精神科主治医に相談するのがよいでしょう。

　Cさん自身が心配しているように、産後の育児支援も重要です。育児スキルができているか、いろいろなことが不安になったり、妄想が生じたりするなかで、本人が育児を行うことについての支援を行っていくとよいでしょう。

●その後の経過

　保健師が妊娠20週に行ったEPDSは10点で、とくに不安の部分の質問項目3,4,5[23]が高得点でした。精神科の前医でリスペリドン3ｍｇが処方されており、当院でも継続して処方することとしました。Ｃさんは、当初「妊娠中は薬を飲んではいけない」と思い込んでいましたが、精神病症状が安定した状態で妊娠中を過ごすメリットと、向精神薬内服による薬剤の胎児移行や副作用のデメリットを考えた場合、Ｃさんの場合には抗精神病薬を内服するメリットのほうが大きいと考えられました。そのことをＣさんに説明したところ、本人も抗精神病薬を内服することに納得しました。抗精神病薬内服により、Ｃさんの精神状態は安定し、無事出産しました。

　出産後、抗精神病薬を内服しながらの授乳について本人が気にしていました。妊娠中と同様に、内服によるメリットとデメリットを考えた場合にメリットが上回ることを説明し、Ｃさんは内服することに納得しました。入院中の子どもへの愛着や育児スキルにも大きな問題はありませんでした。夫はＣさんに対して非常にサポーティブで、また、Ｃさん自身の実家も自宅から近く、産後は実母の手伝いを得られる状況でした。

　退院後、地域保健師も本人の育児状況や内服状況について、気をつけてもらえることになりました。育児状況も問題なく、また、抗精神病薬も適切に内服できるようになって、日常生活が安定しているため、かかりつけのＢ病院で引き続き治療を受けることになりました。

●まとめ

　統合失調症は、抗精神病薬を内服してしっかりとした治療を受けていれば、精神状態や日常生活機能を良い状態に維持できていることが多いです。逆に、治療が中断になると精神状態が悪化しやすく、出産後は育児も困難になりやすいです。精神症状や日常生活機能レベルの個人差は大きいですが、周産期に精神科治療を受けているかどうかが重要なポイントになります。院内に精神科主治医がいれば、産科と精神科の両方で状況を定期的に情報共有する仕組みがあることが望まれます。

Cさんのこころのサポートシート

記入日：○年○月○日（妊娠20週）

お母さんの名前	C
担当者	○○

お母さんを取り巻く環境面
#1．夫は日常生活でCさんをよくサポートしている。実家は自宅から近く、実母のサポートも良好である。

身体の状態
- □ 傷の痛み　　□ 母乳　　□ 他の身体の不調（特記すべきことなし）

精神の状態
- ☑ うつ　　☑ 不安　　□ 困ったときにSOSが出せない

実母、夫、母子保健関係者にSOSを出せる。不安が強く、C病院でもスタッフに何度も同じような質問を繰り返す。

精神疾患の既往、身体疾患の既往、治療状況
統合失調症でB病院に通院歴あり。リスペリドン3mg/日（1日1回就寝前）を内服していたが、妊娠10週から自己中断。C病院精神科で治療を再開した。

EPDS　　10　　点（妊娠20週）

赤ちゃんへの気持ち質問票、育児支援チェックリストで気になった点

会ったときの様子
不安そうな表情。「赤ちゃんが育てられるか心配です」と述べる。保健師の支援を希望している。

子育てで気になること
愛着の問題（あり、(なし)）　　育児スキルの問題（あり、(なし)）
産後養育不全のリスクあり。

お母さんについて心配な点
今後、治療を再び自己中断しないかどうか。精神状態が悪化した場合、養育が適切に行えなくなる可能性がある。

お子さんについて心配な点

保健指導
精神科治療については自分の判断で中断せず、今処方されている薬をしっかり飲み通院を続けるように伝えた。調子が悪くなったり、困ったりすることがあったら気軽に相談してもらうこととした。

利用する資源
地区担当保健師の定期的なフォローアップ、精神科の定期通院

今後の支援プラン
精神科治療を自己中断せずに継続できているか、定期的に電話または訪問で確認していく。産後、精神状態の悪化や育児困難の可能性に注意してフォローアップする。

症例4　産前から強迫症状があった母親への支援

Dさん、36歳

　初産。もともと鍵を閉めたかどうか、ガスの栓を閉じたかどうかなどがとても気になっていた。妊娠23週にノロウイルスで食中毒になったことをきっかけに、「自分の周りにばい菌がいるのではないか」「おなかの赤ちゃんにばい菌が移行してしまうのではないか」などという不安が強くなった。産科の主治医や看護師に、何度も繰り返し「手にばい菌がついていても大丈夫ですか」などと確認するようになった。産科医からのすすめで、近医の精神科を受診。強迫性障害の診断で、治療の選択肢として、行動療法や薬物療法を受けることが提示されたが、Dさんに治療意欲はなく、妊娠中、通院は中断となった。どこへ行くときにも絶えずアルコール綿を持ち歩き、また、1日のなかで数えきれない回数、1回当たり10分以上手を洗っていた。精神科の外来には定期的に通院していたが、「赤ちゃんをしっかり洗ってもいいですか」などと、本人の強迫症状に子どもが巻き込まれる可能性が示唆される発言があった。

気づく

　産科のスタッフとしては、強迫症状が日常生活にどのような影響を及ぼしているかを確認します。日常生活に著しく支障をきたしているようであれば、現実的にどのようにして折り合いをつけていくのか、保健指導を通して本人と相談するとよいでしょう。

　総合病院であれば、精神科医とカンファレンスをもつのもよいです。Dさんは初産ですが、初産婦は経産婦に比べて、産後直後に心理的ストレスをより多く感じ、メンタルヘルス不調になりやすい傾向があります。その大きな理由の1つに、初産の人は、赤ちゃんの世話など、これまで経験したことのないことに急に対応しなければならず、また、夜間の授乳や夜泣きなどで睡眠不足になりやすいことから、心身の疲弊を蓄積させやすいことがあげられます。一方で、経産婦の人は、子育てがどのようなものかある程度見通しがつくため、初産婦の人に比べると、心理的ストレスは少ない傾向があります。経産婦の人でも、2人目以後に子育てが大変になる人もいますし、1人目のときは産後うつ病にならなくても、2人目以後の出産で産後うつ病を経験する人もいます。

　Dさんは、実母との関係が良好で、かつ、自宅と実家が比較的近いところにあり、産後は毎日、実母が自宅に通ってしっかりとサポートしてくれることになっていました。

つなげる

　Dさんは、産科のある医療機関に精神科がないため、近医の精神科を紹介されて受診しています。このような場合は、近くの保健センター（保健所）の精神保健福祉相談でも初期の相談に対応してもらえます（一般的に診療所機能を有しない精神保健福祉相談では、相談業務のみで医療行為を行っていないため、治療が必要になった場合は他の精神科医療機関を紹介されることが多いです）。紹介先の精神科が思い当たらない場合、どこの医療機関を受診すべきかについて保健師が情報をもっていますから、保健師と相談するとよいでしょう。Dさんは強迫症状が強く、産後には、母親の不安や強迫症状が子どもにも及ぶ可能性が懸念されます。妊娠中から「特定妊婦」として地域カンファレンスを設定して、関係者間で話し合っておくとよいと考えられます。

支える

　本人は精神科治療を拒否しました。Dさんを支援するポイントとして、
- 治療意欲がない
- 本人の強迫症状に子どもが巻き込まれる可能性がある
- 薬に対する不安

などがあげられます。

●その後の経過

　精神科通院が中断になった後、保健師が定期的に電話をかけていましたが、妊娠中より強迫症状に大きな変化はありませんでした。産後は、マタニティーブルーズがみられていました。産後は、実母が毎日自宅に通い、Dさんと子どものサポートをしてくれることになっていました。退院後のメンタルヘルス不調や養育の問題が懸念されたため、Dさんの了承を得て、産科から保健師に連絡し、退院後すぐに保健師が自宅訪問することになりました。また、助産師は2週間後に母乳外来に来てもらい、心身のコンディションをチェックすることにしました。退院前に産科医・小児科医・医療ソーシャルワーカーでカンファレンスを行い、産後2週間、産後1カ月、小児科のフォローアップ外来などで、定期的にDさんの状態や育児の状況を確認し、心配なことがあれば保健師に連絡をすることとなりました。

　保健師の訪問時、Dさんは「つらくてどうしていいかわかりません」と涙ながらに語りました。EPDSは19点と高く、質問項目10の「自分自身を傷つけるという考えが浮かんできた」というところでは、「時々そうだった」とのことでした。保健師はつらい気持ちに共感しつつ、「つらくて死にたくなってしまうことはありますか」と尋ねたところ、「死

にたくなることもありますが、死ぬのは怖いのでそういうことはできないです」とのことで、自殺念慮は時としてあるものの、思いとどまれていました。保健師は、「もしつらくてどうしようもなくなって死にたい気持ちが強くなるときは、必ずお母さんにいうか、私に電話してください」と、勤務先の連絡カードを本人と実母に渡しました。また、実母には、本人が精神的につらくて心配な状態のときには連絡してもらうように伝えました。

　Dさんは、産後うつ病を発症していると考えられました。本人はうつ状態のため、育児が困難となっていましたが、実母が子どもの母親代わりになって、育児のサポートもしていました。夫はDさんに対してサポーティブではあるものの、平日は仕事が忙しくて帰りが遅いため、平日は実母が夜まで自宅にいて、Dさんと子どもの世話をしていました。一方で、休日は夫が家事と育児をこなしていました。

　保健師はDさんに精神科受診をすすめ、妊娠中に受診していた精神科の受診に同行しました。受診の結果、産後うつ病と診断され、精神科治療が必要な状態と判断されました。強迫性障害に対しては、自分から不潔恐怖の対象に少しずつ暴露して脱感作していく行動療法がすすめられましたが、Dさんは「ばい菌が怖いので絶対いやです」と応じませんでした。抗うつ薬の使用についてもDさんは抵抗がありましたが、精神科医から飲むと回復が早まること、いまは、赤ちゃんのために早くお母さんが元気になることが重要であることを説明され、何とか抗うつ薬を内服することに納得しました。精神科医は、今の症状は一過性であり必ず回復することを説明し、つらくてどうしようもなくなって死にたい気持ちが強くなるときは、必ず実母や夫、精神科医や保健師にSOSを出してもらうこと、自殺しないことを約束しました。また、実母には、Dさんの精神状態が悪化したときや、死にたい気持ちが強いときは、精神科医や保健師に必ず連絡してもらうように伝えました。

　その後、約1カ月で、うつ状態は改善して希死念慮も消失しましたが、以前として強迫症状は続いていました。強迫症状の改善のためにも抗うつ薬を内服したほうがよいと精神科医がすすめましたが、Dさんは「母乳に薬が混ざってしまうことは大丈夫ですか」と繰り返し質問し、治療を望みませんでした。子どもの小児科医からも、母乳に抗うつ薬が移行することを心配するよりも、しっかりと薬を内服して早く良くなったほうがよいと説明がありましたが、Dさんの決心は変わりませんでした。

　その後、うつ状態が比較的改善した産後2カ月頃から精神科への通院が再び途絶えてしまいました。小児科外来を受診時、強迫症状は強まり、本人としては薬を飲むことも心配だし、不潔恐怖で生活が大変で、行き詰まっていることが語られました。本人の了承を得て、小児科医が保健師にその旨を相談しました。保健師が新生児訪問を行ったときには、不潔恐怖のためDさんは他の人が家に入ることに耐えられず、保健師は自宅の中に入れてもらうことができませんでした。引き続き、保健師より電話を定期的にかけ、自治体の乳幼児健診の際に注意して対応していくこととなりました。その後、強迫症状がさらに悪化

し日常生活が困難になり、産後3カ月でDさん自ら精神科を再受診し、強迫性障害に対して行動療法と薬物療法による治療を受けることになりました。

●まとめ

　強迫性障害はうつ病を合併することが多くあります。この背景として、強迫性障害とうつ病がともに、脳のセロトニンというホルモンに由来する機能不全などが関係しているといわれています。妊娠中に強迫性障害がある妊婦に対しては、産後に産後うつ病などのメンタルヘルス不調をきたしやすいため、注意してフォローアップしていくとよいでしょう。

　Dさんはうつ状態が強く、「EPDS」の結果からは希死念慮・自殺念慮が疑われました。このような際には、希死念慮・自殺念慮のアセスメントをする必要があります。保健師や精神科医が確認したところ、死にたくなる気持ちはあるとのことでしたが、そのような気持ちを自分で抑えられている状態でした。このようなときは、すぐに母親を保護する必要はないものの、精神症状が悪化して自殺衝動を自分で抑えられなくなった場合には入院を考えなければなりません。精神症状が悪化した際に備えて、緊急時に誰に相談してもらい、どのように対応するかについて、本人・実母とあらかじめ相談しておくとよいと考えられます。

　また、実母がDさんと子どもの世話をしていますが、長期にわたると家族が心身ともに疲弊してくる可能性があります。本人のみならず家族の状態にも気を配り、家族がつぶれてしまわないように、必要があれば公共サービス（例：自治体の産前・産後支援事業や社会福祉協議会の産前産後等援助サービス）の利用をすすめるとよいと考えられます。

　Dさんのように、はたから見ると「精神科治療を受けたほうがよい」と思われるような状況でも、本人に病識や治療意欲が乏しく、精神科治療に結びつかないケースもあります。本人が治療を望まなければ、本人に対する精神科の対応はそれまでになりますが、精神症状により育児に支障をきたすようであれば、母子保健の枠組みのなかで対応していく必要があります。このような精神科治療が困難なケースにも、小児科医や保健師などさまざまな職種がかかわることができます。そのような職種が養育の問題に「気づき」、介入のゲートキーパーになり、必要な連携をして対応していくことが重要と考えられます。

Dさんのこころのサポートシート

記入日：〇年〇月〇日（産後の訪問時に記入）

お母さんの名前	D	担当者	〇〇

お母さんを取り巻く環境面
#1. 実母がDさんの自宅に毎日通い、献身的にDさんと子どもを世話している。本人はうつ状態で育児が困難な状況であるが、実母が子どもの母親代わりになって世話をしている。実母の心身の疲労に注意が必要である。

#2. 夫はDさんに対してサポーティブではあるが、平日は帰りが遅いため、実母が夜までDさんと子どもの世話をしている。休日は夫が家事と育児、Dさんのサポートをこなしている。

身体の状態
☐ 傷の痛み　　☐ 母乳　　☐ 他の身体の不調（特記すべきことなし）

精神の状態
☑ うつ　　☑ 不安　　☐ 困ったときにSOSが出せない（→実母、夫に出せる）

精神疾患の既往、身体疾患の既往、治療状況
抗うつ薬を飲むようになった。Dさんは母乳への移行を気にして嫌がっていて、精神科医・小児科医からの説明にも納得しなかった。

EPDS　　19　点

赤ちゃんへの気持ち質問票、育児支援チェックリストで気になった点
育児に対する不安が強い。

会ったときの様子
沈んだ不安な表情。強迫症状を治そうという気持ちはあまりない。

子育てで気になること
愛着の問題（あり、(なし)）　　育児スキルの問題（あり、(なし)）
ともに問題ないものの、うつのため十分に子どもとかかわることができていない。

お母さんについて心配な点
うつ状態・強迫症状・希死念慮・自殺念慮の悪化

お子さんについて心配な点
母の死にたい気持ちが強まったときや、強迫症状に巻き込まれることに注意

保健指導
連絡カードを本人と実母に渡し、死にたくなる気持ちが強くなったときは、連絡してもらうか、実母に伝えて実母から連絡してもらうこととなった。精神科受診をすすめ、Xクリニックでの受診に同行した。

利用する資源
保健師の定期訪問、精神科の定期通院

今後の支援プラン
電話による定期面接、定期訪問を行っていく。

症例5　精神発達遅滞のある母親への支援

Eさん、21歳

（家族背景）Eさんは、幼少時より父から心理的・身体的虐待を受けていた。父はアルコール依存症で、Eさんが20歳のときに肝不全で死亡している。父からの虐待に対し、母が自分を守ってくれなかったという思いをもっている。夫は統合失調症で精神病院に通院中である（措置入院歴あり）。また、為替のデイトレードで成功していて高所得で、Eさんに対して非常にサポーティブである。実母もサポーティブではあるが、この先1年間は、資格取得のため専門学校に通学するため、Eさんの世話に十分な時間をとれない。

（生育歴）妊娠26週、1,200gで帝王切開にて出生した。精神発達遅滞のため、小・中学校ともに特別支援学校に通っていた。中学校卒業後は、地元の作業所に通っていた。

（現病歴）17歳のとき、母と家庭でけんかをした際に包丁を持ち出した。母が警察を呼び、警察に保護された後、精神科を受診し、以後F病院（精神科の専門病院）に通院していた。F病院の外来で知り合った統合失調症の現夫と2年前に結婚し、その後妊娠し、A病院産科からの紹介で妊娠14週に同院精神科を受診した。ネフローゼ症候群の既往もあり、A病院産科に通院中、同院腎臓内科でもフォローアップされることになった。

（精神科初診時）夫とともに受診した。担当医の問いかけにしばしば自分で答えられずに、夫のほうを見て答えを促す。表情は硬く、自分から会話を発することはない。「妊娠したくなかった」「私は親から虐待されたので、子どもを虐待しそう」と涙ながらに話す。自分の考えをうまく表現できず、夫に代弁してもらうなど夫に依存的であるが、夫はそのような妻に対して気づかい、非常に愛情深い。妻の世話をすることに喜びを感じている。

気づく

　父からの被虐待歴（身体的・心理的虐待）がある。父からの虐待について現在でもフラッシュバックがありました。予期せぬ形で妊娠し、Eさん自身、自分がどのようにして母親になればよいのかわからず、また、自分が父から虐待されたため、自分も子どもを虐待してしまうのではないかという不安をもっていました。

　Eさんの知的レベルでは、1人で育児をするのは困難で、産後養育不全のリスクがあり

ました。困っていることがあっても、自分から周囲にサポートを求めることは困難と考えられました。夫は非常にサポーティブであり、在宅のデイトレーダーであるため、出産後に育児を担うことができる状況でした。また、ヘルパーを雇うなど経済的なゆとりもありました。実母もサポーティブでしたが、都合により妊娠中は十分なサポートをできる余裕がありませんでした。夫も精神疾患を抱えており、心身の疲労が蓄積することで症状が増悪するリスクもあり、夫に対する支援も必要であると考えられました。

つなぐ

　特定妊婦として、院内のソーシャルワーカーが地域保健師に連絡しました。地域の母子保健関係者と院内関係者でカンファレンスを開くこととなりました。

支える

　妊娠中の精神状態は比較的落ち着いているものの、産後、次のような問題が懸念されました。
- 育児スキルの問題
- 授乳による睡眠不足で、Eさんがイライラしてしまわないか
- 夫が不眠になり、統合失調症の症状が悪化しないか
- Eさんの子どもへの愛着の問題、養育不全・虐待のリスク

　これらについて多職種で連携して支援していく必要があると考えられました。
　周囲がEさんや家族の問題に早期に気づいて支援していく必要があると考えられました。特定妊婦として、妊娠期から保健師や子ども家庭支援センターなど、地域の多職種と連携してサポートすることになりました。妊娠中に、まず、地域カンファレンスを行い、病院と地域でできることを整理し、母子保健関係者で連携してサポートする体制を整えていくこととしました。

● その後の経過

　妊娠18週に夫とともに来院。「つわりが楽になった。（妊娠した頃の）最初はどうしたらよいかわからなかったけれど、最近は赤ちゃんがおなかにいるという実感がもてるようになってきた。おなかの赤ちゃんに早く会いたいと思えるときもある」などと語りました。夫は、本人の愚痴などをすべて受け止めて、時になだめ、優しく接していました。

地域カンファレンス（妊娠26週時）

（参加者：産科医，助産師，外来看護師，精神科主治医，総合診療部主治医，医療ソーシャルワーカー，地区担当保健師，子ども家庭支援センター職員，夫の精神保健担当保健師）

　各職種から、病院での様子が報告されました。妊娠中、現時点では、夫が非常によくサポートしていて、Ｅさんの精神状態も比較的安定していて、各職種のかかわりのなかでも大きな問題がないことが報告され、また、産後の支援体制について話し合われました。

　現時点では、Ｅさんが子どもを養育することが難しいことが予想されました。また、子どもの夜泣きなどで夫が睡眠不足となり、統合失調症の症状が悪化しないか、Ｅさんの子どもへの愛着の問題・養育不全のリスクが懸念事項としてあがりました。夫の愛情が子どもに注がれることをＥさんが嫉妬してしまうことでのトラブルも懸念されました。

　育児スキルについては、産後Ｅさんの指導のみならず、夫や実母にも入院中に助産師から指導を行うこととなりました。また、夫の精神状態の悪化、Ｅさんの子どもへの接し方のリスクについては、産後しばらくの間、平日毎日、Ｅさんの母子保健担当保健師、夫の精神保健担当保健師、Ｅさんと夫のヘルパー、子ども家庭支援センターのいずれかが入ることとしました。また、夫の病状悪化のサインについて、関係職種で注意をしていくこととなりました。

　診察室では、「父から虐待されたことがつらい」と言って涙を流すことがしばしばみられました。言語表現能力に乏しく、トラウマに対する集中的な精神療法を行うよりも、日常生活の心理的問題に対する相談と環境調整が現実的であると考えられた。出産前に、再度地域カンファレンスを行うこととなりました。

地域カンファレンス（妊娠38週時）

　再度、産後の地域の支援体制を確認し合いました。妊娠高血圧のため、妊娠37週から入院となりました。入院中、自分でシャワーのお湯の出し方がわからず、また、看護師に聞くこともできず、全裸でシャワー室に30分以上立ちつくしているということがありました。育児スキルを指導する際には、Ｅさんの知的レベルに合った説明となるよう，精神科主治医が次のような提案をしました。

- わかりやすい言葉、短い文章で説明する。

- イラストを使うなど、できるだけ目に見える形で説明する。
- 口で説明するだけでなく、目の前で手本を見せる。

　また、危険行動が懸念されるときに、児の保護を直ちに検討できる体制を整えておくという共通認識を病院スタッフ間で共有しました。また、危険行動が見られた際には、スタッフ→医療ソーシャルワーカー→地域保健師→母子分離を検討　という流れを、病院スタッフ・地域母子保健関係者で共有しました。また、地区担当保健師には、夫の精神科主治医とも情報共有してもらい、夫の精神状態が悪化した際には入院を含めて検討してもらうこととなりました。

　妊娠40週で、母児ともに問題なく、3,200gの長男を無事出産しました。

　入院中、助産師が育児スキルをチェックしました。当初は、子どもを無造作に抱いたり授乳したりしていて、また、看護師に預けたままにして看護師から声をかけないと世話をしないなど、育児上の問題が見受けられました。ただ、看護師が指導すると素直に受け入れて、育児スキルもゆっくりではあるものの、何とか危なくない程度に身につけました。「夫（Xさん）を取られた気がする」と子どもに対してイライラすることがあるとの訴えがあったが、Xさんの愛情は出産前と変わっていないこと、いまはXさんがしっかりと子育てをしてくれていることをEさんに説明し、イライラしても絶対に子どもを叩いたり、けがをするようなことをしたりしないことを約束しました。また、イライラして大変なときには、夫や訪問している保健師・ヘルパーなど、誰かにその気持ちを伝えることを約束しました。

　また、母子同室の入院形態で2泊3日の入院延長を実施し、その間、Eさん、Xさんともに育児スキルをしっかりと身につけてもらったうえで退院しました。

　以後、精神科外来には2週に1回の頻度で通院してもらうこととしました。また、医療ソーシャルワーカーを通して、地域保健師と外来の様子、家庭訪問の様子を情報共有することとしました。産後2週の外来では、Xさんに疲弊した表情が見られましたが、「大丈夫です」と答えていました。

　Eさんは産後気持ちの落ち込みが続き、イライラしてXさんにあたることが増えていました。Xさんは子どもの世話にかかりっきりで、出産以前のようにEさんの言うことをすべて受け止めて対応する余裕がなく、激しく叱責されたEさんが何も言えずに黙り込んでしまうという場面が診察室でも見受けられました。Eさんは「夫は昔みたいに優しくなくなった」と涙を流しながら語りました。Eさんには、休めるときにしっかり休んでもらうことをすすめました。また、Xさんの頑張りをねぎらいつつ、子どもにかかりっきりになることにEさんが嫉妬してしまいやすいことを説明し、子どもと同様にEさんも大切に思っていることを伝えてあげることをすすめました。また、Eさんに対しても、いまは子どもの世話でXさんの余裕がなくなっているが、Eさんを大切に思う気持ちは出産前と変

わっていないことを、本人の目の前で確認し安心してもらうようにしました。Eさんが、子どもに対してイライラしてしまうということはありませんでした。平日は、Eさんの地区担当保健師、夫の精神保健関連のホームヘルパー、子ども家庭支援センターなど、地域の母子保健・精神保健関連の職種が必ず1回は訪問する形で支援を受けていました。

産後1カ月の外来では、Xさんの疲弊は相変わらずでしたが、一生懸命に育児を頑張っていました。Eさんはほとんど育児ができず、そのことについては、本人もあきらめ、Xさんも受容していました。Xさんの病勢増悪はなく、精神科通院もコンスタントに行えていました。

産後5週目に、Eさんが「死ぬ」と言ってベランダから飛び降りようとし、夫が警察を呼ぶ騒動がありました。Xさんの精神的疲労が募り、Eさんに対する叱責が多くなり、Eさんとしては「昔みたいに夫がやさしくなくなった」との思いで、口論が頻発していました。Eさんは、その翌日に精神科主治医の外来を受診しましたが、受診時は精神的に落ち着いており、いったん経過観察することとなりました。産後6週の外来受診の際に、このエピソードが夫から語られ、危機対応についてEさん、Xさんと相談しました。

- 緊急の際は警察を呼んでもらう。
- 子どもが危ないときは、まず子どもの安全を確保して、警察を呼んでもらう。
- Eさんの不安定な精神状態が続くようであれば、母子分離を検討する。

ということを提案し、Eさん、Xさんの了承を得ました。

XさんがEさんに激しく詰問することが診察場面でも見られましたが、Eさんは答えを求められても自分の気持ちを表現できずに黙り込んでしまっていました。Xさんには、子どもと妻の世話を一生懸命にしていることをねぎらいつつ、ちょうど小さい女の子に赤ちゃんの妹ができてお姉ちゃんが寂しくて嫉妬しているような状態であることを説明し、叱っても悪循環になるので、子どもの世話をしながらEさんに優しく声掛けすることをすすめました。また、Eさんに答えてもらうように問いただしても答えられないので、本人の気持ちを理解してあげたうえで「～と思っているんだね」など、「うん」「ちがう」などとシンプルな答えですむような問いかけをするようにすすめました。

Eさんが精神的に不安定なときは、一時的な入院を検討することを地域保健師がF病院の担当医に相談し、了承を得ていました。また、医療ソーシャルワーカーを通して、今回のような家庭内での大きな問題があったときは関係職種で情報共有することを確認してもらいました。その後、Xさんも子どもとEさんとの3人での生活に慣れ、夫婦げんかも減り、穏やかに過ごすようになりました。Eさんの腎臓疾患の治療のためにG病院へ転医したことを機に、A病院精神科のフォローアップも終了し、もとの精神科かかりつけのF病院に通院することとなりました。

●まとめ

　Eさんのケースでは、精神発達遅滞の母、統合失調症の父、乳児の3人家族を、地域の母子保健、児童福祉、精神保健と医療機関が連携して支援する必要がありました。それぞれの機関が単独で提供できるサービスは限られていても、多機関が連携することで、平日毎日サポートするような体制を出産直後から整えることができました。そのことが、この家族の良いスタートを後押ししたと考えられます。そのような連携を実現するにあたっては、地域カンファレンスを通して各職種が情報を共有し、それぞれの強みとお互いの役割を認識したうえでサポートできたことがポイントであったと考えられます。

　Eさん自身の知的な問題、成育歴の問題などで、今後も育児に予断を許さない状況です。長期的な視野のもと、十分な支援が必要なケースであると考えられます。

Eさんのこころのサポートシート　　　　　　記入日：〇年〇月〇日（第1回目）

お母さんの名前	E	担当者	〇〇

お母さんを取り巻く環境面
＃1．中学校では特別支援学校に通学していた。高校には進学せず、精神病院のデイケアに通所している。
＃2．夫（Xさん）が統合失調症で治療を受けている。夫は以前治療を自己中断して病状が悪化し、措置入院になったことがある。
＃3．Eさんと実母は不仲。実母は常勤の事務職の仕事をしており、平日日中のサポートはできないが、週末はEさん宅に来て家事・育児の世話をしている。
＃4．夫（Xさん）がEさんと子どもの世話をしっかりとこなしている。

身体の状態
　　□ 傷の痛み　　　□ 母乳　　　□ 他の身体の不調（特記すべきことなし）

精神の状態
　　☑ うつ　　　　　☑ 不安　　　☑ 困ったときにSOSが出せない

精神疾患の既往、身体疾患の既往、治療状況
　　精神発達遅滞でF病院に月1回通院中、ネフローゼ症候群があり妊娠中はA病院腎臓内科でフォローアップ予定。向精神薬の内服はなし。

EPDS　　14　　点（自分で読めないため聴取）

赤ちゃんへの気持ち質問票、育児支援チェックリストで気になった点
　　とくに問題なし（自分で読めないため聴取）。

会ったときの様子
　　育児困難をきたしているが、Eさんはそれらの問題を認識していない。また、自分から困っていることを相談できない。

子育てで気になること
　　愛着の問題（あり、なし）　　　育児スキルの問題（あり、なし）
　　育児スキルが身につきづらく、支障をきたしている。

お母さんについて心配な点
　　夫が愛情を子どもに注ぐことに対する嫉妬の可能性
　　養育不全（身体的虐待、ネグレクト）の可能性

お子さんについて心配な点
　　とくに問題なし

保健指導
　　定期的に会うことをEさんと夫（Xさん）は了承した。定期訪問を行っていく。

利用する資源
　　精神科訪問看護、産後ヘルパー、保健師の定期訪問、子ども家庭支援センター職員の訪問

今後の支援プラン
　　Eさんと夫（Xさん）に対し、母子保健・精神保健をあわせて、使えるサービスはできる限り使っていく。しばらくの間、平日は毎日第三者が何らかの支援に入れるようにする。夫（Xさん）の睡眠不足による精神症状の悪化に注意する。
　　A病院から産科医、助産師、看護師、精神科医、ソーシャルワーカー、小児科医がかかわり、地域から母子の担当の保健師、子ども家庭支援センター、夫（Xさん）の精神保健担当の保健師がかかわっており、関係職種と情報共有をしていく。

症例6　乳児訪問で自殺念慮が強いことが明らかになった母親への支援

Fさん、25歳

　初産。高校1年生の頃不登校になり、心療内科を受診。主治医から「統合失調症の可能性がある」と言われ、薬が処方されたが、Fさんも両親も治療を希望せず、通院を自己中断した。高校は中退した。18歳以後は両親の経営する会社の事務を手伝っていた。17歳以後は精神的には比較的安定し、とくに問題なく経過していた。24歳で結婚し、今回の出産に至った。産後、気分の落ち込みが大きく、ほとんど寝たきりになり、実母が泊まり込みで家事・育児を行っていた。夜間に子どもが泣くと、夫か実母が搾乳した母乳やミルクを与えてくれていたが、自分も起きてそばでおろおろしていて、結果として夜間睡眠がとれていなかった。不眠が続き、産後3週頃から「自分は母親になる資格はない」「自分に子育ては無理だ」と思うようになり、また、アパートの隣室で物音がすると、「あの人がこの家のことを盗聴している」などと被害妄想の言動もみられるようになった。産科・小児科の1カ月健診の際は、「自分が母親として失格で、子どもを取り上げられてしまうのではないかと怖く」、今の自分の苦しい状況を伝えられなかった。産後5週後に乳児家庭全戸訪問で保健師が訪問した際には、実母が児のおむつをかえるのを見ながら「私のような人間が母親で、この子は本当にかわいそう」と泣いていた。

気づく

　Fさんのメンタルヘルス不調に対して、産科や小児科の健診などの医療機関では対応されずに、全戸訪問で保健師が気づくことに至っています。
- **精神疾患の既往がある。**
- **現在、精神科治療を受けていない。**
- **希死念慮・自殺念慮がある可能性がある。**

　不眠で心身ともに疲弊し、精神症状が悪化しているところもポイントです。
「EPDS」「育児支援チェックリスト」「赤ちゃんへの気持ち質問票」の"3つの質問票"を保健師が実施しました。「EPDS」では合計点が26点と高値で、「自分自身を傷つけるという考えが浮かんできた」では「はい、かなりしばしばそうだった」との回答でした。育児支援チェックリストでは、「赤ちゃんを叩きたくなることがありますか？」では「いいえ」と回答していた。赤ちゃんへの気持ち質問票では、赤ちゃんに対して愛情は感じていて、腹立たしく思ったり、怒りが込み上げたり、「この子がいなかったらなあ」と思った

りするなどの否定的な感情や考えはとくにありませんでした。

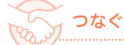
つなぐ

このようなケースでは、緊急に対応する必要があります。母子ともに生命の危険性があるため、即日かつ緊急に精神科医療機関に相談する必要があります。

保健師が訪問したときの状態では入院が必要ですが、入院するにしても、Fさんの安全を保護するために、閉鎖病棟への医療保護入院が必要になります。精神科の病棟は大きく閉鎖病棟と開放病棟に分かれますが、このようなケースでは、開放病棟での入院治療は安全管理上問題を生じますので、閉鎖病棟のある精神科病院を探す必要があります。

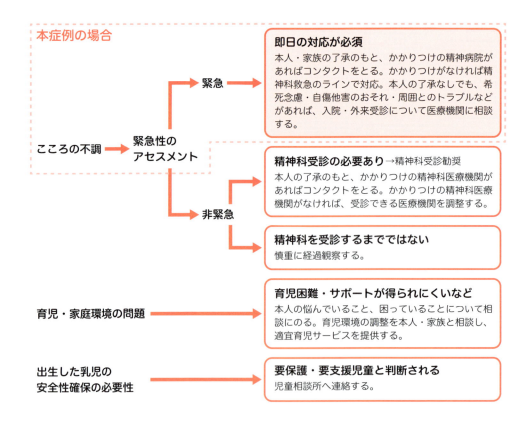

支える

自殺念慮があり、具体的に死ぬ手段も考えているため、自殺企図のリスクが高く、緊急に介入する必要があると判断しました。保健師は、「死にたくなるくらいつらいんです

ね。あなたのことがとっても心配です」と言葉に出して心配していることを伝えました（"TALKの原則"のTell、p27）。また、EPDSの結果から保健師は自殺念慮を確認することにしました。「つらくてしかたなくて、死にたくなってしまうような気持ちになることはありますか」と率直に尋ねた（"TALKの原則"のAsk）ところ、「死にたいです」と答えました。「死ぬことを具体的に考えてしまうようなことはありますか」と尋ねると、「はい、あのベランダから飛び降りたくなる衝動にかられます」「死ぬのは怖いんだけど、飛び降りたくなってしまいます。その気持ちを今日は必死に抑えていました」「台所の包丁を見ていたら、胸に突き刺したくなりました。肋骨と肋骨の間にすっと刺せば死ねるかな、と思いました」と語りました。その後、保健師はFさんが死にたくなるほど精神的に追い詰められてつらい気持ちを傾聴しました（"TALKの原則"のListen）。保健師は自殺しないと約束してもらうよう、「Fさんみたいに死にたい気持ちになってしまうことは、産後のお母さんに時々あるんだけど、そういう死にたくなる気持ちは一過性のもので、精神科で治療を受ければよくなるものよ。必ずよくなるから大丈夫よ。死んじゃったら取り返しがつかないから、絶対に危ないことをしちゃだめよ。いいわね」と話しました。Fさんは泣きながら、「わかりました」と答えました。保健師は「今日すぐにどこかの精神科の先生に診てもらったほうがいいから、私から電話するわね」と言って、精神科の病院に連絡をとることにしました。

● **その後の経過**

　実母とFさんだけにしておくことは危険と考えられたため、保健師から子ども家庭支援センターに応援を頼みました。また、日頃からこのような精神科の入院治療が必要なケースの相談をすることの多いA病院に相談することにしました。A病院のソーシャルワーカーと担当精神科医に連絡をとり、医療保護入院で閉鎖病棟での受け入れが可能との返事をもらいました。入院に際し夫の同意が必要なため、夫にも職場から直ちに帰宅してもらいました。Fさん、夫、実母とともにA病院に保健師が同行し、無事、同日医療保護入院となりました（"TALKの原則"のKeep safe）。

　入院時、被害妄想・幻聴・不眠があり、A病院では、リスペリドン３ｍｇ／日主剤による治療が行われました。また、睡眠をしっかりとったことで自殺念慮は数日で軽快しました。その後、被害妄想・幻聴は10日ほどで軽快しました。

　Fさんは母乳育児に対する強い希望がありました。「母乳をあげられないのならば薬を飲みたくありません」と本人が主張しました。抗精神病薬による治療が不可欠であること、母乳育児に対するFさんの強い希望、母乳育児ができないのならば抗精神病薬を拒否される可能性、母乳のメリット，微量であるが抗精神病薬が母乳を通じて子どもに移行することのデメリットを総合的に判断し、リスペリドンを内服しながら授乳を行うことを選択しました。

育児への不安があることから、入院中に子どもとの面会を繰り返し、また、試験外泊で夫の家に帰ってみることをしました。Fさんが入院している間の子どもの世話について保健師が確認したところ、実母が対応することを希望しました。Fさんの入院中、実母がしっかりと子どもの世話をしていました。

> **地域カンファレンス**（産後11週）
>
> 　（参加者：精神科医、看護師、ソーシャルワーカー、保健師、子ども家庭支援センター職員）
>
> 　自傷・他害（とくに子どもに対して）のリスクアセスメントを行いました。精神状態が改善していること、入院当初にみられた自傷・他害のリスクが消失していることを、病院と保健師、子ども家庭支援センターの間で確認しました。また、もしFさん、夫、実母いずれかが、精神症状の悪化に気づいたときの連絡経路を確認しました。基本的に、平日・休日・夜間を問わず、A病院に連絡し、対応してもらうことになりました。とりわけ、入院前のような自殺念慮を生じたときには、必ずすぐに連絡してもらう約束をしました。
>
> 　子どもの成育環境についても話し合いました。Fさんの実家で実母が子どもの世話を問題なく行っています。退院後、Fさんは夫のもとに戻り、当面は子どもと分離して経過観察しながら、時々会って交流してもらうことにしました。子どもの養育に問題が生じた際には、担当保健師が窓口になって、子ども家庭支援センターなどと適宜連携して支援を行うこととなりました。
>
> 　Fさんは退院後もA病院外来で抗精神病薬の投与を受けることになりました。外来で継続して治療を受けることで精神状態は安定したまま維持でき、夫や実母のサポートも良好でした。また、子どもへの愛着や育児スキルにとくに問題はなく、家族のサポートのもとで世話をこなせていました。また、Fさんの子どもを地域の要支援児童として、少なくとも退院後3カ月間は養育環境を慎重にモニタリングし、かつ、長期的に見守っていくことになりました。

●まとめ

　本症例のように母親が精神病状態になっていて、自殺や母子心中のリスクがある場合は、直ちに母子の安全を図るため、各関係機関と連携して対応していく必要があります。産褥精神病は適切に治療を受ければ、症状の改善が期待できます。一方で、見過ごされたり、不適切な治療が行われたりすると、取り返しのつかない事故が起こる可能性があります。産褥精神病は1,000例の出産のうち1～2例程度あり、どの医療機関でも時折遭遇

しうる疾患です。周産期医療や母子保健にかかわる職種はこのような症例に迅速かつ適切に対応していく必要があります。産後に精神状態が悪化する背景に不眠があることも多く、ケアするうえでも良い睡眠をしっかりとってもらうことは重要になります。

　Fさんは自殺念慮をきたしていました。希死念慮・自殺念慮が懸念されれば、この症例のように、"TALKの原則"にもとづいた対応が望まれます。聞く側が「かえって自殺を誘発してしまうのでは」と考えて、尋ねるのをためらってしまいがちですが、機械的なチェックリストのように尋ね何も対応しないというような態度でなく、適切に対応すれば自殺を誘発する心配はありません。むしろ、苦しい気持ちに寄り添い、解決策を一緒に考えていく過程が安心感を与え、精神状態に良い影響を及ぼします。聴取自体が自殺を誘発するのではなく、聴取したことに援助者が対応しないところに自殺の危険性が存在します。Fさんの例では、単に死にたくなる気持ちがあるだけでなく、具体的に死ぬ手段を考えていることから自殺の危険性は高いと考えられ、緊急に安全を保護する必要があります。

　高校生のときに、Fさん、両親ともに精神科治療に対して拒否的であったエピソードがあるため、今後も治療の重要性を折に触れて説明しつつ、少なくとも抗精神病薬を内服中は治療中断にならないように注意していく必要があります。また、精神症状が軽快した後も、一定期間、保健師など地域の母子保健関係者が綿密にモニタリングしていくことが望まれます。

　また、Fさんの場合は、本人の入院中、実母が子どもの世話をしています。しかし、場合によっては、実母が心身ともに疲弊し、子どもの世話に対応できなくなることもあります。そのような場合は、保健師（または、子ども家庭支援センターや児童相談所）に乳児院での預かりについて相談することができますので、医療機関はそのような手段があることを情報提供するとよいでしょう。

Fさんのこころのサポートシート

記入日：○年○月○日（第1回目）

お母さんの名前	F　　担当者　○○

お母さんを取り巻く環境面
#1．夫はFさんに対してサポーティブ。仕事が忙しくて、平日の帰宅時刻は遅い。
#2．産後、実母が泊まり込みで、家事・育児の世話をしている。
#3．夜間の授乳は、搾乳した母乳やミルクを夫か実母が与えている。

身体の状態
　□ 傷の痛み　　　□ 母乳　　　□ 他の身体の不調（特記すべきことなし）

精神の状態
　☑ うつ　　　☑ 不安　　　☑ 困ったときにSOSが出せない

精神疾患の既往、身体疾患の既往、治療状況
　高校1年生のときに不登校になり心療内科を受診。統合失調症の可能性を指摘されたが、本人と両親が薬物療法を希望せず受診を中断し、以後は無治療。17歳以降は精神的に安定し、とくに問題なく過ごしていた。

EPDS　　26　　点

赤ちゃんへの気持ち質問票、育児支援チェックリストで気になった点
　精神科既往の他は、特記すべきことなし。

会ったときの様子
　表情が硬い。「私は母親失格です」などと自分を責める発言あり。「私は死ななければいけません」「この子がかわいそう。生まれてこなければよかったのに」などと述べる。実母が必死に「そんなことないよ」となだめる。

子育てで気になること
　愛着の問題（あり、(なし)）　　　育児スキルの問題（あり、(なし)）
　精神症状のため、子どもにかかわれなくなっている。育児もできておらず、育児はすべて祖母が行っている。

お母さんについて心配な点
　自責の念が強く、自殺念慮の訴えがある。自殺の危険性がある。

お子さんについて心配な点
　母子心中に巻き込まれるリスクがある。

保健指導
　死にたくなるほどつらい気持ちを傾聴し、自殺しないことを約束。

利用する資源
　精神科医療機関、保育サービス、子ども家庭支援センター

今後の支援プラン
　母子を分離し、母親の精神科の入院先を緊急に検討する。入院となった場合に、祖母だけで子どもの世話に対応できるか、保育のサービスを利用するかも検討していく。
　退院後、少なくとも一定期間（落ち着いていたとしても最低3カ月間）はフォローアップする。

症例7　新生児健診で気づかれた産後うつ病の母親への支援

Gさん、28歳

初産。X年7月に○病院産科で出産。妊娠中の経過や分娩に問題はなかった。X年8月、産後1カ月の新生児健診で同院小児科を受診。受診時、「この子が夜泣き止まなくてつらいです」「泣きはじめると、どうしていいかわかりません」「昨日の夜も泣き続けていて2時間くらいしか睡眠がとれていません」と述べ、涙を流す。

「もう私、この子を育てていけるかわからなくなってきました。母親失格だと思います。こんな母親をもってこの子がかわいそう」など、育児に対する不安や自分を責める言動もみられた。

問診票の中に入れていた「二質問法」では、どちらも「はい」であった。

気づく

Gさんは、「二質問法」で両方とも「はい」と答えており、うつ状態にあることが疑われます。

つなぐ

院内に医療ソーシャルワーカーがいれば、Gさんの了承のもと医療ソーシャルワーカーを通して保健師に連絡をとって支援を要請するとよいでしょう。院内に精神科があって、精神状態が深刻な場合には、精神科医に紹介するのもよいと考えられます。

支える

Gさんは不眠が精神症状の悪化の大きな要因の1つになっています。夜間しっかりと睡眠をとってもらうことが大切です。そのためには、昼間に搾乳しておいた母乳かミルクを夫に授乳してもらったり、実母に手伝いにきてもらったりすることをすすめるとよいと考えられます。夜間に休めないようであれば、その分、赤ちゃんが寝ている昼間にしっかり寝てもらい、足りない睡眠をとってもらうことをすすめます。

育児の負担を減らすために、いまやらなくてよいことはできるだけ後回しにし、また、夫や実母、姑など、周りの人の手助けや、自治体が提供している産後サービスなどを最大限利用するようにすすめるとよいでしょう。

●その後の経過

　夜間の睡眠や育児環境について指導したことで、Gさんは以前に比べ休めるようになり、精神状態も改善しました。また、医療ソーシャルワーカーから地域保健師に連絡をとり、乳児家庭訪問の時期を早めて訪問し、フォローアップすることになりました。

●まとめ

　とくに初産婦は育児について初めての経験が多いため、さまざまな不安をきたしやすく、また、不眠が続くことで精神状態が悪化しやすいです。

　産後うつ病の軽症例であれば、睡眠などの生活指導や、母の負担を減らす環境調整などで、自然回復していくこともあります。一方で、重症例もあります。国内の母子保健では、まずは症状の程度によるトリアージを保健師が行ってくれますので、Gさんの例のように、保健師につなぐということが小児科医にとって重要な役割になります。

　新生児健診の時期は、産後うつ病の好発時期にも重なります。Gさんの例のように、母親のメンタルヘルスに小児科医が気をつけ、地域保健師と連携するなどして母親のサポートをしていくことで、切れ目のない母子支援につながります。

第5章
メンタルヘルス不調の母親をサポートするための用語集

第5章 メンタルヘルス不調の母親をサポートするための用語集

特定妊婦

児童福祉法第6条2の第5項目中に「出産後の子どもの養育について出産前において支援を行うことが特に必要と認められる妊婦」と幅広く定義されています。若年の妊婦および妊婦健康診査未受診や望まない妊娠などの妊娠期からの継続的な支援をとくに必要とする妊婦も含みます。

自立支援医療（精神通院医療）

精神疾患（てんかんを含む）で精神医療（外来、薬局、往診、デイ・ケア、訪問看護などを含む）の必要がある病状の方に、通院のための医療費を一部助成する制度です。申請が認められると自己負担額が原則1割になります（ただし、一定以上の所得がある場合は原則対象とはなりません。また、所得の低い方や重度かつ継続の方については月あたりの負担額に上限が設けられています）。窓口は、各管轄地域の健康づくり課です。

子ども家庭支援センター

市町村における子どもと家庭に対する総合相談窓口です。育児不安などに対する相談指導、子育てサークルや地域ボランティアの育成・支援、ベビーシッターなどの地域における保育資源の情報提供、地域の家庭的保育を行う者（いわゆる「保育ママ」）への支援などを行っています。

児童相談所

児童福祉法にもとづき各都道府県に設置された児童福祉の専門機関で、子どもの養護が困難になったときの相談（父母の家出、死亡・離婚・入院などによる養育困難、虐待の被害にあった児など）、保健相談（未熟児・虚弱・重症喘息などの身体的な問題）、心身障害相談（発達障害、重度心身障害など）、非行相談（家出、家庭内暴力、触法行為、性的逸脱など）、育成相談（不登校、行動上の問題など）に対応しています。児童虐待に対しては、要保護児童対策地域協議会を通じて介入し、リスクアセスメントや援助を行う機能、子どもを一時保護する機能をもちます。

産前・産後ホームヘルパー派遣事業

妊娠中から産後一定期間（たとえば5カ月未満）で心身の不調などによって子育てに支障がある、あるいは多胎児を出産後1年未満で家事や育児の負担の軽減を図る必要がある養育者に対して、自治体と契約している事業者からヘルパーが派遣されます。たとえば、

次のようなことを手伝ってくれます。
① **家事に関する援助**
- 食事の準備および後かたづけ
- 衣類の洗濯・補修
- 居室などの掃除・整理整頓
- 生活必需品の買い物
- 関係機関への連絡
- その他、必要な家事援助

② **育児に関する援助**
- 授乳
- おむつ交換
- 沐浴介助
- 適切な育児環境の整備
- その他、必要な育児援助

　このサービスは、利用者（養育者）と子どもが一緒にいる場所で行います。ヘルパーと子どもだけの留守番などはできません。

　自治体が費用を一部負担していますので、利用料金は所得により違いますが、かなり手ごろといえます。産前・産後で利用回数に上限があります。申請書は、自治体や産科医療機関で配布されていますし、インターネットでもダウンロード可能なことが多いです。所定の様式に記入し、自治体の窓口（市町村母子保健主管課など）に申し込みをします。

産前・産後サポート事業

　厚生労働省が推進している妊娠・出産包括支援事業の1つです。市町村母子保健主管課（一部市町村）が窓口。「パートナー型」では、子育て経験者などの「相談しやすい相手」や、助産師・保健師などが育児についての相談支援を電話、訪問、面談などにより行います。「参加型」では、参加型サロン（子育て広場、保健センターなど）に参加してもらい、子育て支援や相談に対応します。

短期入所生活援助（ショートステイ）事業

　保護者が、身体上・精神上の理由（出産、疾病、育児疲れ、育児不安など）や環境上の理由（看護、事故、災害、失踪、冠婚葬祭、転勤、出張、配偶者の暴力などの理由で一時的に養育が困難な場合など）により児童の養育が困難となった場合に、児童養護施設など保護を適切に行うことができる施設において養育・保護を行います。原則として7日以内となり、利用料がかかります。市町村児童家庭相談主管課などが窓口となります。

夜間養護等（トワイライトステイ）事業

　保護者が平日の夜間や休日などに仕事などで不在となり、家庭における児童の養育が一時的に困難になった場合に、児童福祉施設などに委託して児童を養育・保護し生活指導や食事の提供などを行うことで、児童とその家庭の福祉の向上を図ります。所得によって利用料が異なります。市町村児童家庭相談主管課などが窓口となります。

ファミリー・サポート・センター事業

「育児のお手伝いをしたい人」と「育児のお手伝いをしてほしい人」が地域で助け合いながら子育てをする会員組織・有償ボランティア活動です。利用料がかかります。

　子どもの送迎（保育施設・学童クラブ・子どもの習い事など）、子どもの預かり（冠婚葬祭や他の子どもの学校行事のとき、買い物などに外出するとき、短期間就労するとき、保育施設の開始前や終了後など）に利用できます。市町村児童家庭相談主管課などが窓口となります。

保育施設

　下記のような事由で保育を必要とする場合、保育施設（保育所、認定こども園など）において保育を実施できます。

- 就労、妊娠・出産、保護者の疾病・障害、同居または長期入院などしている親族の介護・看護、災害復旧、求職活動、就学、虐待やDVのおそれがあること、育児休業取得時にすでに保育を利用している子どもがいて継続利用が必要であること
- その他、上記に類する状態として市町村が認める場合

　それぞれに認定の基準があります。市町村保育主管課等が窓口となります。

①一時保育

　保護者が一時的に保育ができなくなったときに、一時的に保育所やそのほかの場所で預かって行う保育。

②緊急一時保育

　保護者が緊急な理由により保育ができなくなったときに、一時的に市町村の委託施設などで行う保育。市町村保育主管課などが窓口。

　母親が重症の産後うつ病や産褥精神病などで育児が困難になり、実家や夫が保育をできない場合に有用です。

③病児・病後児保育事業

　保護者が就労するなどして、子どもが病気や病気の回復期の際に自宅での保育が困難な際の支援事業です。内容は市町村によって異なりますが、病院・保育所などに付設された専用スペースなどにおいて看護師などが一時的に保育したり、保育所の体調不良児の一時預かりや保健的な対応・地域の子育て家庭や妊産婦などに対する相談支援を実施したりし

ます。また、病児・病後児について、看護師などが保護者の自宅へ訪問したり、一時的に保育したりもします。おおむね10歳未満の児童が対象で、市町村保育主管課などが窓口となります。

利用者支援事業（母子保健型）

　子育て家庭のニーズを把握して、適切な施設・事業などを円滑に利用できるように、市町村の「子育て世代包括支援センター」がワンストップ型の拠点となります。地域の子育て支援関係者とネットワークを構築し、不足している社会資源の開発をします。
http://www8.cao.go.jp/shoushi/shinseido/administer/setsumeikai/h260911/pdf/s5-1.pdf

訪問助産

　一部地域で自治体が行っています。助産師が産後ケアのために訪問してくれ、さまざまな相談にのってくれます。

児童相談所

　18歳未満の子どもに関する相談であれば、本人、家族、学校の先生、地域の方々などからの相談を受け付けます。業務内容は、相談、助言、継続的な相談、一時保護、養育家庭、施設への入所、愛の手帳交付、治療指導事業など多岐にわたっています。人権や生命の危急がある場合に、相談所長が必要と認める場合に行政処分を行うことができます。具体的には、虐待への対応として保護者や児童の同意なしの一時保護、家庭裁判所と連携しての施設入所措置や里親宅への委託などがあります。

乳児院

　保護者の離婚や別居、病気、入院、出産などさまざまな理由により、家庭で子どもを（0歳から必要に応じて満2歳まで）養育できないとき、短期または長期で昼夜（24時間）利用できる児童福祉法にもとづく入所施設です。

医療保護入院

　入院を必要とする精神障害者で、自傷他害のおそれはないが、任意入院（患者本人の同意による入院）を行う状態にない者を対象として、本人の同意がなくても、精神保健指定医または特定医師の診察および家族などの同意で入院させることができる入院制度です。家族に該当する者がいない場合は、市町村長が医療保護入院の同意の判断を行います。

措置入院

　精神障害者で自傷他害のおそれがあるとみなされる場合、都道府県知事の診察命令によ

る2人の精神保健指定医が診察の結果、入院が必要と認められたとき本人や保護者の同意が得られなくても、知事の決定によって行われる強制入院の形態です。

乳児家庭全戸訪問事業（こんにちは赤ちゃん事業）

原則として生後4カ月までの乳児のいるすべての家庭を保健師または乳児期家庭訪問指導員（助産師など）が訪問し、育児、発育、栄養、疾病予防についてさまざまな助言をします。

要保護児童対策地域協議会（子どもを守る地域ネットワーク）

虐待を受けた児童などに対する市町村の体制を固めるため、関係機関が連携を図り児童虐待などへの対応を行う組織であり、平成16年度の児童福祉法の改正後、全国の市町村に設置されています。要保護児童対策地域協議会（要対協）のシステムは、下図のように三層構造から成り立っています。

メンバーになると、治療している母親の養育不全や児童虐待が疑われた場合（ハイリスクを含む）、地域の要対協メンバーと情報共有できることが法律で保障されています。たとえば、養育不全が疑われる母親の子どもに関する情報を、地域保健師、子どもの通っている小学校の要対協メンバーの教師などと情報共有できます。

母子保健関係者で要対協メンバーになることをご希望の場合は、市町村児童家庭主管課などが窓口となります。

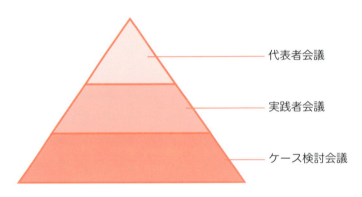

ハイリスク妊娠・分娩管理加算、ハイリスク妊産婦共同管理料（Ⅰ・Ⅱ）

平成28年度の診療報酬改定で、算定対象に精神疾患を合併した妊娠および分娩に関する評価が加わりました。対象の条件は下記のとおりです。

- 当該保険医療機関で通院・在宅精神療法を実施している者
- 他の保険医療機関で通院・在宅精神療法を実施している者（要診療情報提唱書の提供）

［ハイリスク妊娠管理加算（1日につき）1,200点］

（1）　ハイリスク妊娠管理加算の算定対象となる患者は、保険診療の対象となる合併症を有している次に掲げる疾患等の妊婦であって、医師がハイリスク妊娠管理が必要と認めた者であること。

ア　妊娠22週から32週未満の早産の患者（早産するまでの患者に限る）
イ　妊娠高血圧症候群重症の患者
ウ　前置胎盤（妊娠28週以降で出血等の症状を伴う場合に限る）の患者
エ　妊娠30週未満の切迫早産の患者であって、子宮収縮、子宮出血、頸管の開大、短縮又は軟化のいずれかの兆候を示しかつ以下のいずれかを満たすものに限る。
　　（イ）前期破水を合併したもの
　　（ロ）羊水過多症又は羊水過少症のもの
　　（ハ）経腟超音波検査で子宮頸管長が20mm未満のもの
　　（ニ）切迫早産の診断で他の医療機関より搬送されたもの
　　（ホ）早産指数（tocolysis index）が3点以上のもの
オ　多胎妊娠の患者
カ　子宮内胎児発育遅延の患者
キ　心疾患（治療中のものに限る）の患者
ク　糖尿病（治療中のものに限る）の患者
ケ　甲状腺疾患（治療中のものに限る）の患者
コ　腎疾患（治療中のものに限る）の患者
サ　膠原病（治療中のものに限る）の患者
シ　特発性血小板減少性紫斑病（治療中のものに限る）の患者
ス　白血病（治療中のものに限る）の患者
セ　血友病（治療中のものに限る）の患者
ソ　出血傾向のある状態（治療中のものに限る）の患者
タ　ＨＩＶ陽性の患者
チ　Ｒｈ不適合の患者
ツ　当該妊娠中に帝王切開術以外の開腹手術（腹腔鏡による手術を含む）を行った患者又は行う予定のある患者
テ　精神疾患の患者（当該保険医療機関において精神療法を実施している者又は他の保険療機関において精神療法を実施している者であって当該保険医療機関に対して診療情報が文書により提供されているものに限る）

ただし、治療中のものとは、対象疾患について専門的治療が行われているものを指し、単なる経過観察のために年に数回程度通院しているのみの患者は算定できない。

[ハイリスク分娩管理加算（1日につき）3,200点]

1 別に厚生労働大臣が定める施設基準に適合しているものとして地方厚生局長等に届け出た保険医療機関が、別に厚生労働大臣が定める患者（第1節の入院基本料（特別入院基本料等を除く）又は第3節の特定入院料のうち、ハイリスク分娩管理加算を算定できるものを現に算定している患者に限る）について、分娩を伴う入院中にハイリスク分娩管理を行った場合に、1入院に限り8日を限度として所定点数に加算する。

2 ハイリスク分娩管理と同一日に行うハイリスク妊娠管理に係る費用は、ハイリスク分娩管理加算に含まれるものとする。

〈通知〉

（1） ハイリスク分娩管理加算の算定対象となる患者は、保険診療の対象となる合併症を有している次に掲げる疾患等の妊産婦であって、医師がハイリスク分娩管理が必要と認めた者であること。

ア 妊娠22週から32週未満の早産の患者

イ 40歳以上の初産婦である患者

ウ 分娩前のBMIが35以上の初産婦である患者

エ 妊娠高血圧症候群重症の患者

オ 常位胎盤早期剥離の患者

カ 前置胎盤（妊娠28週以降で出血等の症状を伴う場合に限る）の患者

キ 双胎間輸血症候群の患者

ク 多胎妊娠の患者

ケ 子宮内胎児発育遅延の患者

コ 心疾患（治療中のものに限る）の患者

サ 糖尿病（治療中のものに限る）の患者

シ 特発性血小板減少性紫斑病（治療中のものに限る）の患者

ス 白血病（治療中のものに限る）の患者

セ 血友病（治療中のものに限る）の患者

ソ 出血傾向のある状態（治療中のものに限る）の患者

タ HIV陽性の患者

チ 当該妊娠中に帝王切開術以外の開腹手術（腹腔鏡による手術を含む）を行った患者又は行う予定のある患者

ツ 精神疾患の患者（当該保険医療機関において精神療法を実施している者又は他の保険医療機関において精神療法を実施している者であって当該保険医療機関に対して診療情報が文書により提供されているものに限る）

ただし、治療中のものとは、対象疾患について専門的治療が行われているものを指し、

単なる経過観察のために年に数回程度通院しているのみの患者は算定できない。
（2） 当該加算は、ハイリスク分娩管理の対象となる妊産婦に対して、分娩を伴う入院中にハイリスク分娩管理を行った場合に、8日を限度として算定する。

[ハイリスク妊産婦共同管理料（Ⅰ・Ⅱ）]

（1） ハイリスク妊産婦共同管理料（Ⅰ）は、診療に基づき患者を紹介した医師（以下この項において「紹介元医師」という）が、当該患者が入院中である紹介先の病院に赴き、紹介先の病院の医師と共同で、医学管理等を行った場合に患者1人につき1回に限り、算定できるものであり、その算定は紹介元医師が属する保険医療機関において行う。

（2） ハイリスク妊産婦共同管理料（Ⅰ）を算定した場合は、区分番号「A001」再診料、区分番号「A002」外来診療料、区分番号「C000」往診料及び区分番号「C001」在宅患者訪問診療料等は算定できない。

（3） 紹介元医師による紹介に基づき紹介先の病院に入院している患者に対して、当該紹介元医師が病院に赴き診療、指導等を行った場合において、その患者について、区分番号「B009」診療情報提供料（Ⅰ）が既に算定されている場合であっても、その算定された日を除き、ハイリスク妊産婦共同管理料（Ⅰ）を算定できる。

（4） ハイリスク妊産婦共同管理料（Ⅰ）を算定する場合、紹介元医師の診療録には、紹介先の病院において患者の医学管理等を行った事実を記載し、紹介先の病院の診療録には紹介元医師による医学管理等が行われた旨を記載する。

（5） ハイリスク妊産婦共同管理料（Ⅱ）は、紹介元医師の属する保険医療機関がハイリスク妊産婦共同管理料（Ⅰ）を算定した場合に、紹介先の病院において算定する。

（6） 自院にて診療していた妊産婦の状態に異常が認められたために、他院へ搬送する場合において、医師が搬送先医療機関まで付き添い、搬送先の病院の医師と共同で医学管理等を行った場合においても算定できる。

（7） ハイリスク妊産婦共同管理料（Ⅰ）は、区分番号「C004」救急搬送診療料と併せて算定することができる。

精神科医連携加算

精神科以外の診療科を標榜する保険医療機関が、身体症状を訴えて精神科以外の診療科を受診した外来患者に対し、担当医がうつ病などの精神障害の疑いによりその診断治療などの必要性を認め、患者の同意を得て、精神科を標榜する別の保険医療機関に、受診する日の予約を取ったうえで患者の紹介を行った場合は、精神科医連携加算として診療情報提供料（Ⅱ）の点数（250点）に200点を加算することができます。この加算を算定するためには、予約した受診日が紹介した日より1カ月以内であって、予約した受診日を診療

録に記載することが必要です。

https://www.e-rapport.jp/news/mms_news/no73/02.html

「精神科医療連携加算」は、産科医など身体科の医師が、産後うつ病などメンタルヘルス不調の母親を精神科診療所に紹介したときに加算（計450点）することができます。

第6章
有益なスクリーニングツール

第6章 有益なスクリーニングツール

1. 二質問法
（うつのスクリーニング）

以下の質問にお答えください。
（「はい」か「いいえ」のどちらか、より当てはまるほうに○をつけてください）

①	この1カ月間、気分が沈んだり、憂うつな気持ちになったりすることがよくありましたか。	はい	いいえ
②	この1カ月間、どうも物事に対して興味がわかない、あるいは心から楽しめない感じがよくありましたか。	はい	いいえ

上記の①②のどちらかに「はい」とお答えした方にうかがいます。

③	何か助けが必要だったり、助けてほしいと思ったりしますか。	はい	いいえ

（出典）
- Whooley MA, et al: Case-finding instruments for depression, Two questions are as good as many. *J Gen Intern Med*, 12（7）:439-45, 1997.

（日本語版）
- 鈴木竜世，他：職域のうつ病発見および介入における質問紙法の有用性検討　Two-question case-finding instrument と Beck Depression Inventory を用いて．精神医学，45：699-708, 2003．

2. GAD-2（Generalized Anxiety Disorder-2）
（全般性不安障害のスクリーニング）

この2週間、次のような問題にどのくらい頻繁に悩まされますか？

		全くない	数日	半分以上	ほとんど毎日
1	緊張感、不安感または神経過敏を感じる	☐	☐	☐	☐
2	心配することを止められない、または心配をコントロールできない	☐	☐	☐	☐

　回答を「全くない＝0点」「数日＝1点」「半分以上＝2点」「ほとんど毎日＝3点」として総得点（0～6点）を算出します。

　3点以上であれば、全般性不安障害の可能性があります。

（出典）
- Kroenke K, et al：The Patient Health Questionnaire Somatic, Anxiety and Depressive Symptom Scales：a systematic review. *Gen Hosp Psychiatry*, 32：345-59, 2010.
- 村松公美子：Patient Health Questionnaire (PHQ-9, PHQ-15) 日本語版および Generalized Anxiety Disorder-7 日本語版　up to date. 新潟青陵大学大学院臨床心理学研究, 7：35-9, 2014.

3. PHQ−9 (Patient Health Questionnaire-9)
（うつのスクリーニング）

この2週間、次のような問題にどのくらい頻繁に悩まされていますか？

		全くない	数日	半分以上	ほとんど毎日
1	物事に対してほとんど興味がない、または楽しめない	☐	☐	☐	☐
2	気分が落ち込む、憂うつになる、または絶望的な気持ちになる	☐	☐	☐	☐
3	寝付きが悪い、途中で目がさめる、または逆に眠り過ぎる	☐	☐	☐	☐
4	疲れた感じがする、または気力がない	☐	☐	☐	☐
5	あまり食欲がない、または食べ過ぎる	☐	☐	☐	☐
6	自分はダメな人間だ、人生の敗北者だと気に病む、または自分自身あるいは家族に申し訳がないと感じる	☐	☐	☐	☐

7	新聞を読む、またはテレビを見ることなどに集中することが難しい	☐	☐	☐	☐
8	他人が気づくくらいに動きや話し方が遅くなる、あるいはこれと反対にそわそわしたり、落ちつかず、普段よりも動き回ることがある	☐	☐	☐	☐
9	死んだほうがましだ、あるいは自分を何らかの方法で傷つけようと思ったことがある	☐	☐	☐	☐

上の1から9の問題によって、仕事をしたり、家事をしたり、他の人と仲良くやっていくことがどのくらい困難になっていますか？
全く困難でない ☐　　やや困難 ☐　　困難 ☐　　極端に困難 ☐

　回答を「全くない＝0点」「数日＝1点」「半分以上＝2点」「ほとんど毎日＝3点」として総得点（0〜27点）を算出します。
　0〜4点はなし、5〜9点は軽度、10〜14点は中等度、15〜19点は中等度〜重度、20〜27点は重度の症状レベルであると評価する。

（出典）
・Muramatsu K, Miyaoka H, Kamijima K, et al: The patient health questionnaire, Japanese version：validity according to the mini-international neuropsychiatric interview-plus, *Psycol Rep*, 101：952-60, 2007.
・村松公美子, 上島国利：プライマリ・ケア診療とうつ病スクリーニング評価ツール　Patient Health Questionnare-9 日本語版「こころとからだの質問票」. 診断と治療, 97（7）：1465-73

4. エジンバラ産後うつ病質問票
　　（Edinburgh Postnatal Depression Scale;EPDS）
（うつのスクリーニング）

　産後の気分についてお尋ねします。あなたも赤ちゃんもお元気ですか。
　最近のあなたの気分をチェックしてみましょう。今日だけではなく、過去7日間にあなたが感じたことに最も近い答えに○をつけてください。

1）笑うことができたし、物事のおもしろい面もわかった
（　0　）いつもと同様にできた
（　1　）あまりできなかった
（　2　）明らかにできなかった
（　3　）全くできなかった

2）物事を楽しみにして待った
（　0　）いつもと同様にできた
（　1　）あまりできなかった
（　2　）明らかにできなかった
（　3　）全くできなかった

3）物事がうまくいかない時、自分を不必要に責めた
（　3　）はい、たいていそうだった
（　2　）はい、時々そうだった
（　1　）いいえ、あまり度々ではなかった
（　0　）いいえ、全くなかった

4）はっきりした理由もないのに不安になったり、心配になったりした
（　0　）いいえ、そうではなかった
（　1　）ほとんどそうではなかった
（　2　）はい、時々あった
（　3　）はい、しょっちゅうあった

5）はっきりした理由もないのに恐怖に襲われた
（　3　）はい、しょっちゅうあった
（　2　）はい、時々あった
（　1　）いいえ、めったになかった
（　0　）いいえ、全くなかった

6）することがたくさんあって大変だった
（　3　）はい、たいてい対処できなかった
（　2　）はい、いつものようにはうまく対処できなかった
（　1　）いいえ、たいていうまく対処した
（　0　）いいえ、普段通りに対処した

7) 不幸せな気分なので、眠りにくかった
- (3) はい、いつもそうだった
- (2) はい、時々そうだった
- (1) いいえ、あまり度々ではなかった
- (0) いいえ、全くなかった

8) 悲しくなったり、惨めになったりした
- (3) はい、たいていそうだった
- (2) はい、かなりしばしばそうだった
- (1) いいえ、あまり度々ではなかった
- (0) いいえ、全くそうではなかった

9) 不幸せな気分だったので、泣いていた
- (3) はい、たいていそうだった
- (2) はい、かなりしばしばそうだった
- (1) ほんの時々あった
- (0) いいえ、全くそうではなかった

10) 自分の体を傷つけるという考えが浮かんできた
- (3) はい、かなりしばしばそうだった
- (2) 時々そうだった
- (1) めったになかった
- (0) 全くなかった

　項目は10項目で、0〜3点の4点法の母親による自己記入式質問票で、うつ病によく見られる症状をわかりやすい質問にしたもの。母親が記入後、その場でEPDSの合計点数を出す。合計が30点満点であり、わが国では9点以上をうつ病としてスクリーニングしている。（　）に各項目の採点のため得点を示しているが、母親が記入する実際の質問票では空欄にする。

©1987 The Royal College of Psychiatrists. Cox, J.L., Holden, J.M., & Sagovsky, R. (1987). Detection of postnatal depression. Development of the 10-item Edinburgh Postnatal Depression Scale. British Journal of Psychiatry, 150, 782-786. Written permission must be obtained from the Royal College of Psychiatrists for copying and distribution to others or for republication (in print, online or by any other medium).

Translations of the scale, and guidance as to its use, may be found in Cox, J.L., Holden, J & Henshaw, C. (2014) Perinatal Mental Health: The Edinburgh Postnatal Depression Scale (EPDS) Manual. 2nd Edn. London: RCPsych Publications.
http://www.rcpsych.ac.uk/usefulresources/publications/books/rcpp/9781909726130.aspx

（日本語版）
・岡野禎治,他：日本版エジンバラ産後うつ病調査票（EPDS）の信頼性と妥当性．精神科診断学,7（4）：523-33,1996.

5. 赤ちゃんへの気持ち質問票

あなたの赤ちゃんについてどのように感じていますか？

下にあげているそれぞれについて、いまのあなたの気持ちにいちばん近いと感じられる表現に○をつけてください。

	ほとんどいつも強くそう感じる。	たまに強くそう感じる。	たまに少しそう感じる。	全然そう感じない。
1) 赤ちゃんをいとしいと感じる。	( )	( )	( )	( )
2) 赤ちゃんのためにしないといけないことがあるのに、おろおろしてどうしていいかわからない時がある。	( )	( )	( )	( )
3) 赤ちゃんのことが腹立たしくいやになる。	( )	( )	( )	( )
4) 赤ちゃんに対して何も特別な気持ちがわかない。	( )	( )	( )	( )
5) 赤ちゃんに対して怒りがこみあげる。	( )	( )	( )	( )
6) 赤ちゃんの世話を楽しみながらしている。	( )	( )	( )	( )
7) こんな子でなかったらなあと思う。	( )	( )	( )	( )
8) 赤ちゃんを守ってあげたいと感じる。	( )	( )	( )	( )
9) この子がいなかったらなあと思う。	( )	( )	( )	( )
10) 赤ちゃんをとても身近に感じる。	( )	( )	( )	( )

（文献）
・鈴宮寛子，他：出産後の母親にみられる抑うつ感情とボンディング障害．精神科診断学，14（1）：49-57，2003．
 使用方法の詳細は下記の文献をご参照ください．
・吉田敬子監修，吉田敬子，他：産後の母親と家族のメンタルヘルス　自己記入式質問票を活用した育児支援マニュアル．母子保健事業団，2005．

6. 育児支援チェックリスト
（心理社会的問題・虐待リスクのスクリーニング）

　あなたへ適切な援助を行うために、あなたの気持ちや育児の状況について下記の質問にお答えください。どちらかよりあてはまるほうに○をつけてください。

1. 今回の妊娠中に、おなかの中の赤ちゃんやあなたの体について、または、お産の時に医師から何か問題があると言われていますか？
　　はい　　　いいえ
2. これまでに流産や死産、出産後1年間にお子さんを亡くされたことがありますか？
　　はい　　　いいえ
3. 今までに心理的な、あるいは精神科的な問題で、カウンセラーや精神科医師、または心療内科医師などに相談したことがありますか。
　　はい　　　いいえ
4. 困った時に相談する人についてお尋ねします。
　　① 夫には何でも打ち明けることができますか？
　　はい　　　いいえ　　　夫がいない
　　② お母さん（実母）には何でも打ち明けることができますか？
　　はい　　　いいえ　　　実母がいない
　　③ 夫やお母さん（実母）の他にも相談できる人がいますか？
　　はい　　　いいえ
5. 生活が苦しかったり、経済的な不安がありますか？
　　はい　　　いいえ
6. 子育てをしていくうえで、今のお住まいや環境に満足していますか？
　　はい　　　いいえ
7. 今回の妊娠中に、家族や親しい方が亡くなったり、あなたや家族や親しい方が重い病気になったり、事故にあったことがありましたか？
　　はい　　　いいえ
8. 赤ちゃんがなぜむずかったり、泣いたりしているのかわからないことがありますか？
　　はい　　　いいえ
9. 赤ちゃんを叩きたくなることがありますか？
　　はい　　　いいえ

（九州大学病院児童精神医学研究室, 福岡市保健所による作成）

COLUMN

スクリーニングの限界をわきまえつつ、スクリーニングだけに頼ってはいけない！

　スクリーニングでわかることは人間の心の本当に表面的なことです。その人の人生、それまでどのような人生を歩んできたか、どのようなことで苦しんだのか、どのような環境に囲まれ、そのなかでどのように人間関係を築いてきたのかなど、メンタルヘルスの問題の背景にはその人のさまざまな人生の要素が影響しています。それらが、紙切れ1枚くらいのスクリーニングでわかるわけがありません。スクリーニングはあくまで表面的なリスクを拾うツールくらいに考え、過信しないことが大切です。一方で、スクリーニングをしないと、多くの心の問題を見過ごしやすいということもあります。また、スクリーニングツールを使うことで、何を見立てればよいのかを把握し、また、他の母子保健関係者と患者さんの状態について情報共有する際の重要な情報になるという利点もあります。スクリーニングのメリット・限界をわきまえ、スクリーニングをうまく使っていくのがよいでしょう。

　スクリーニングの大きなメリットの1つに、かかわるスタッフが共通認識をもってハイリスクの人をケアでき、見逃しを防ぎやすいことがあげられます。

　一方で、スクリーニングでは「こころの問題」の表面的なことしかわかりません。「EPDS」が9点以上だからハイリスクで注意しなければいけない、7点だから大丈夫などと、点数だけでケアの方針を決めないように留意しましょう。これは「EPDS」だけに限らず、他のメンタルヘルスのスクリーニング（「赤ちゃんへの気持ち質問票」など）でも同じことです。一番大切なのは、かかわるなかで「この人は注意したほうがよい」と思える「臨床的な目」です。その「臨床的な目」を養うために、スクリーニングを外的な基準の参考にしていくとよいでしょう。

低すぎるEPDSの点数は要注意！

　精神的な問題に対してスティグマがあるために自分のメンタルヘルスの不調を隠す人もいます。このような人は、メンタルヘルスのスクリーニングでも、スタッフから心配されないように不調について過小評価して回答するかもしれません。たとえば、実際の母親の様子ではメンタルヘルスの不調がありそうなのに、「EPDS」の点数が0点や1点というように非常に低ければ、もしかするとその母親が自分のメンタルヘルスの状態を正しく回答していない可能性があることも念頭に置きつつ対応するとよいでしょう。

　余談ですが、筆者の知人に、保健師さんなどから手厚くサービスを受けたくてあえて重症と思ってもらえるように「EPDS」を回答したという人がいました。どのような形にせよ、支援を受けたい人が支援を受けるのは悪いことではないですね。

文献

1 American Psychiatric Association（高橋三郎, 大野　裕監訳）：DSM-5　精神疾患の診断・統計マニュアル．医学書院，2014．

2 Evans J, et al：Cohort study of depressed mood during pregnancy and after childbirth．BMJ,323（7307）：257-60,2001．

3 Gotlib IH, et al：Prevalence rates and demographic characteristics associated with depression in pregnancy and the postpartum. *J Consult Clin Psychol,57*（2）：269-74,1989．

4 American Psychiatric Association：*Diagnostic and Statistical Manual of Mental Disorders (DSM-5®)*．2013．

5 American Psychiatric Association（高橋三郎, 大野 裕監訳）：DSM-5 精神疾患の分類と診断の手引．医学書院，2014．

6 Tachibana Y, et al：Antenatal Risk Factors of Postpartum Depression at 20 Weeks Gestation in a Japanese Sample: Psychosocial Perspectives from a Cohort Study in Tokyo. *PloS One,* 10（12），e 0142410,2015．

7 Matthews-Smith G：SIGN 127 Management of perinatal mood disorders: a national clinical guideline. 2012.

8 Cantwel R, Mahmood T：Management of women with mental health issues during pregnancy and the postnatal period. *Royal College of Obstetricians and Gynaecologists,United Kingdom*, 2011．

9 竹原健二, 立花良之：わが国の妊産婦における妊娠20週から産後3か月までの産前・産後うつの割合とその推移．第73回日本公衆衛生学会総会抄録集，p286,2014．

10 Whooley MA, et al：Case-finding instruments for depression. *J Gen Intern Med,*12（7）：439-45,1997．

11 鈴木竜世, 他：職域のうつ病発見および介入における質問紙法の有用性検討　Two-question case-finding instrument と Beck Depression Inventory を用いて．精神医学, 45：699-708, 2003．

12 Kroenke K ,et al：The Phq-9. *J Gen Intern Med*, 16（9）：606-13,2001．

13 Muramatsu K, et al: the Patient health Questionnaire, Japanese version-9 ; validity according to the Mini-International Neuropsychiatric Interview-Plus. *Psychol Rep*,101：952-60, 2007．

14 Cox JL, et al：Detection of postnatal depression. Development of the 10-item Edinburgh Postnatal Depression Scale. 150（6）：782-6,1987．

15 岡野禎治, 他：日本版エジンバラ産後うつ病調査票（EPDS）の信頼性と妥当性　精神科診断学, 7（4）：523-33,1996．

16 British Psychological Society：Depression；The Treatment and Management of Depression in Adults. *Health NCCfM*, 2010．

17 U.S. Preventive Services Task Force Screening for depression in adults: U.S. Preventive Services Task Force recommendation statement. *JAMA*,315（4）：380-7,2016

18 Yoshida K, et al: Postnatal depression in Japanese mothers and the reconsideration of 'Satogaeri bunben'. *Pediatr Int*, 43（2）：189-93,2001．

19 吉田敬子監修, 吉田敬子, 他：産後の母親と家族のメンタルヘルス　自己記入式質問票を活用した育児支援マニュアル．母子保健事業団,2005．

20 厚生労働省雇用均等・児童家庭局母子保健課：「健やか親子21（第2次）」について　検討会報告書. 2014, http://sukoyaka21.jp/pdf/dai5-4.pdf

21 立花良之：メンタルヘルス不調の母親の支援のゲートキーパーとしての小児科医の役割. 日本小児科医会会報, 50：142-145, 2013．

22 (SIGN Guideline 127) Management of perinatal mood dio.2012. http://www.sign.ac.uk

23 Kubota C, et al：Factor Structure of the Japanese Version of the Edinburgh Postnatal Depression Scale in the Postpartum Period. *PloS One*, 9 (8), e103941,2014．

あとがき

　この手引きは、厚生労働科学研究費補助金障害者対策総合研究事業「うつ病の妊産褥婦に対する医療・保健・福祉の連携・協働による支援体制（周産期G-Pネット）構築の推進に関する研究」の助成を受け、平成24年に「母と子のサポートネットせたがや」という世田谷区の母子保健関係者の協議会で作成した、関係者用の対応マニュアルをもとにしています。この研究班では、「母と子のサポートネットせたがや」のメンバーの方たち、長野県須坂市の「周産期メンタルヘルスケア実務検討会」の保健師・精神科医・産科医・助産師・小児科医・看護師・医療ソーシャルワーカーの方たち、長野県長野市の保健師の方たちと一緒に、母子保健領域のメンタルケアにおける多職種地域連携のネットワークづくりに取り組みました。地域のネットワークをつくっていくうえで、関係者の方たちの母子保健に対する熱い思いをつなぐ「顔の見える連携」づくりがとても重要であると強く感じました。研究班の活動を通して、多くの関係者の皆様に多大なるご尽力と大変貴重なご助言をいただき、それが本書の内容にも反映されております。ここに、関係者の皆様に心より感謝申し上げます。本書では、メンタルヘルス不調の母親を早期に発見し、早期に介入するための対応方法について述べました。私たち母子保健関係者が出会う母親やその子どもは1人ひとりが異なる存在であり支援もそれぞれ異なりますが、本書が1人ひとりのニーズに合った支援に少しでもお役に立てることを心より願います。

2016年10月
立花良之

索引

【あ】
アルコール乱用・依存 8
愛着 53
赤ちゃんの泣き .... 14、61
赤ちゃんへの気持ち質問票 .... 16、122

【い】
医療ソーシャルワーカー 29
医療保護入院 .... 28、109
育児に関する援助 107
育児支援チェックリスト .... 16、123
一時保育 108

【え】
エコマップ 70

【か】
家事に関する援助 107

【き】
希死念慮 .... 27、36、42、58
喫煙 9
緊急一時保育 108
強迫性障害 .... 5、85

【け】
経済的困窮 55
警察 32

【こ】
こころのサポートシート .... 48、50、51
こだわり 56
こんにちは赤ちゃん事業 .... 21、110
子どもを守る地域ネットワーク 110
子ども家庭支援センター .... 28、32、106
子育て世代包括支援センター .... 21、33
子育ての電話相談 32
向精神薬 63

抗うつ薬 66
抗てんかん薬 67
抗精神病薬 66
抗躁薬 67

【さ】
産後うつ病 .... 2、73、103
産前・産後サポート派遣事業 107
産前・産後ホームヘルパー派遣事業 106
産褥精神病 4

【し】
ジェノグラム 70
自殺念慮 .... 27、36、42、58、97
自閉スペクトラム症 77
自立支援医療 106
児童館 32
児童相談所 .... 28、32、106、109
児童虐待 .... 28、44
新生児不適応症候群 66
若年者 57
出産後の身体トラブル 52
初産婦 13

【す】
スクリーニング .... 14、33
　──の限界 124
睡眠薬 67

【せ】
精神科医連携加算 113
精神通院医療 106
精神発達遅滞 90
精神保健福祉相談 32
摂食障害 7
全般性不安障害 4

【そ】
双極性障害 ... 6
躁うつ病 ... 6
措置入院 ... 109

【た】
多職種ミーティング ... 69
短期入所生活援助(ショートステイ)事業 ... 107

【ち】
地域の子育てサロン ... 32

【つ】
通告文書 ... 44

【と】
飛び込み分娩 ... 57
統合失調症 ... 5、81、97
特定妊婦 ... 26、106

【に】
二質問法 ... 14、117
乳児家庭全戸訪問事業 ... 21、110
乳児院 ... 109

【の】
望まない妊娠 ... 39

【は】
ハイリスク妊産婦共同管理料 ... 110
ハイリスク妊娠・分娩管理加算 ... 110
パニック障害 ... 4
発達障害 ... 64

【ひ】
被虐待歴 ... 53
病児・病後児保育事業 ... 108

【ふ】
ファミリー・サポート・センター事業 ... 108
フォーミュレーション ... 48
物質乱用 ... 8、9

【へ】
ベンゾジアゼピン系抗不安薬 ... 67

【ほ】
母子保健コーディネーター ... 21、33
母子健康包括支援センター ... 21
訪問助産 ... 109

【ま】
マタニティーブルーズ ... 3

【み】
見立て ... 48

【や】
夜間の精神科相談窓口 ... 32
夜間養護等(トワイライトステイ)事業 ... 108

【よ】
要支援児童 ... 26
要保護児童対策地域協議会 ... 17、110
養育不全 ... 28、44

【り】
リスク因子 ... 10、11
利用者支援事業(母子保健型) ... 109

【欧文，その他】
3つの質問票 ... 16、22、62
DV ... 55
EPDS (Edinburgh Postnatal Depression Scale) ... 15、120
GAD-2 (Generalized Anxiety Disorder-2) ... 15、116
PHQ-9 (Patient Health Questionnaire-9) ... 15、118
PNAS (poor neonatal adaptation sydrome) ... 66
TALKの原則 ... 27、99

【著者略歴】

立花良之（たちばなよしゆき）

2001年	信州大学医学部医学科　卒業
2001～2002年	信州大学医学部附属病院精神科神経科　研修医
2003～2006年	長野赤十字病院精神科　医員
2006～2010年	東北大学大学院医学系研究科博士課程
2010～2012年	英国Manchester大学児童精神科・王立Manchester小児病院児童精神科博士研究員
2012～2016年	国立成育医療研究センターこころの診療部乳幼児メンタルヘルス診療科医長
2016年より	国立成育医療研究センターこころの診療部乳幼児メンタルヘルス診療科診療部長
2021年より	信州大学医学部周産期のこころの医学講座　特任教授（併任）

現在に至る

専門分野：周産期・乳幼児精神保健

厚生労働省や日本医療研究開発機構の周産期・乳幼児精神保健についての研究事業で研究代表者を務めるなど，地域における妊娠期から子育て期の親子支援の実践・研究に携わっている．厚生労働省の研究事業で長野県須坂市の親子保健関係者と協働して行った取り組みは，厚生労働省健やか親子21（第2次）第8回健康寿命を伸ばそう！アワード〈母子保健分野〉厚生労働大臣最優秀賞を受賞した（「『一人も取り残されない』妊娠期からの切れ目のない支援のための多職種連携地域母子保健システム『須坂モデル』の構築と均てん化」）．

母親のメンタルヘルス　サポートハンドブック
気づいて・つないで・支える多職種地域連携　ISBN978-4-263-23684-0

2016年11月20日　第1版第1刷発行
2022年3月20日　第1版第4刷発行

著者　立花良之
発行者　白石泰夫
発行所　医歯薬出版株式会社

〒113-8612　東京都文京区本駒込1-7-10
TEL.（03）5395－7618（編集）・7616（販売）
FAX.（03）5395－7609（編集）・8563（販売）
https://www.ishiyaku.co.jp/
郵便振替番号 00190-5-13816

乱丁，落丁の際はお取り替えいたします．　　印刷・永和印刷／製本・愛千製本所
© Ishiyaku Publishers, Inc., 2016. Printed in Japan

本書の複製権・翻訳権・翻案権・上映権・譲渡権・貸与権・公衆送信権（送信可能化権を含む）・口述権は，医歯薬出版（株）が保有します．
本書を無断で複製する行為（コピー，スキャン，デジタルデータ化など）は，「私的使用のための複製」などの著作権法上の限られた例外を除き禁じられています．また私的使用に該当する場合であっても，請負業者等の第三者に依頼し上記の行為を行うことは違法となります．

JCOPY ＜出版者著作権管理機構　委託出版物＞
本書をコピーやスキャン等により複製される場合は，そのつど事前に出版者著作権管理機構（電話03-5244-5088, FAX 03-5244-5089, e-mail:info@jcopy.or.jp）の許諾を得てください．